なにを
食べるかは
からだが
教えてくれる。

オオニシ恭子

PHP研究所

はじめに

自分のからだを変える、一番シンプルな方法、それは食べ物を変えることです。なんらかの不調を感じているならなおさら、「なにを食べるか」に真剣に向き合ってみることです。

今日なにを食べようか、と考えたときに手がかりとするものはなんでしょうか。流行っているから、健康によさそうだから、美容にいいと聞いたから。食べたいものを気にせず食べる、という人もいるかもしれませんね。

でも、自分が食べるものを選ぶときに周りを見渡して決めるのはおかしな話です。健康にいいとされるものが全員に合うわけではありません。テレビや雑誌で推奨されている健康食材が合わない人もいます。いっとき流行った、スムージーや酵素ドリンクなどは、人によってはからだを冷やし過ぎることもあります。女性が好んで飲む豆乳も、同じくです。
では、どう選べばいいのでしょうか。
耳を傾けるべきは、自分のからだの声でしょう。自分のからだがなにを求め、なにによって養われているのかを知らなければなりません。自分のからだのことを知らず他者に預けていては、自分らしい人生とは言えませんね。

この本では、今の自分にもっとも適した食事「自分食」をお伝えします。私たちの体調は移ろいやすいもので、1年前に合っていた食べ物が今も合うとは限りません。年齢や暮らす環境によっても必要な食事は変わります。そうしたからだの変化に対応できる、一生役立つ「食の方程式」を、本書で身につけていただきたいと思います。

自分のからだが真に求めているものをいただくと、実においしく感じられるものです。こうした食事を続けていると、次第に季節や気候、ちょっとした体調の変化に敏感になるはずです。すると多少体調を崩したとしても、食事を調整してすぐに軌道修正ができるようになります。

また、食べ物で集中したいときのパフォーマンスを高めたり、鬱々とした気分を緩和したりなど、メンタル面の強化にも役立ちます。心身の健康を自分でコントロールできることほど、心強いことはありません。

まず取り組むべきは「解毒の食」

現代はとても複雑な時代です。食に関して言えば、おいしくて便利な食事に溢れ、食べるものに困ることはありませんが、その食事が真っ当なものかどうかは見えにくくなっています。知らず知らずのうちに農薬や添加物を摂取し、代謝されずにからだに毒がたまり、それが不調となって現れているとも考えられます。ぜんそくやアトピー性皮膚炎、食物アレルギーなどに悩む人は増える一方ですが、食材そのものにアレルギー反応を起こしているというよりも、遺伝子組み換えや、残留農薬など、人工的な要素に反応している場合もあるのではないかと私は考えています。

本書でお伝えする「自分食」の中身が、からだにとって毒となる食材ばかりでは元も子もありません。まずは普段の食材の選び方、買い方を見直していただきたく、序章ではまず「解毒」の食事について記しました。体調に合った食べ方に進む前に、まずは取り組んでいただきたいと思います。

続く第1章では、自分の現在の体調を見極める方法と「自分食」について、第2章では日常的に取り入れていただきたい「養生食」について、第3章では季節や年代に合わせた食事や過ごし方についてまとめました。また、2章後半では症状別の養生法や、お悩み相談にもお答えしています。困ったときに頁をめくり、役立てていただきたいと思います。

本書は、食べるものを調整することで自分自身をデザインし、生きたいように生きるための手引きです。自分だけでなく、食事を通してパートナーやお子さん、友人などを適切にサポートすることもできるでしょう。

この本を通じて、あなたがあなたらしく、健康に幸せに生きられることを切に願います。

2019年2月　オオニシ恭子

【もくじ】

第1章 「自分食」の導き方

教えて！ 恭子先生 お悩み相談室Q 1〜10

取材・文　柳澤智子
写真　宮濱祐美子
イラスト　カワナカユカリ
デザイン　高橋 良（chorus）
DTP　宮﨑敬子

序章

解毒の手引き

からだにたまった毒が不調となって現れる

私は40歳のときにベルギーに渡り、以来32年間にわたり、欧州各国で日本式の食養生を指導してきました。そのきっかけとなったのは、私自身のひどい手荒れでした。あれは20代後半、結婚して間もなくの頃だったと思います。ちょっとした手荒れがあり、病院で診てもらうと「洗剤のせいでしょう」とのこと。ならばとゴム手袋をして炊事をしていたら、むれて良くなるどころか悪化する一方。手の平だけでなく手の甲まで腫れ、なにをするにも不自由な思いをしました。当時は体調も最悪でした。いつも貧血気味で顔色が悪く、まだ若いというのにちょっと運動しただけで「ハーハー」とすぐに息切れを起こしていました。

そんなとき、何気なく入った渋谷の「自然食品センター」で一冊の本と出会いました。後に師となる桜沢如一先生の本です。その中の一節「食べものですべての病は治り、運命も変わる」という言葉に目が釘付けになりました。

当時の私は食べたいものを好きなだけ食べる生活でした。日本式の古臭い献立を時代遅れとし、肉やパン、バターといった西洋式の食事を好んで食べ始めたのは私たちの世代です。これぞからだが必要とする食事と信じ、疑念を持たずにいましたが、「ひょっとすると」という思いで桜沢先生の勧める「玄米菜食」を始めてみました。するとあれだけひどかった手荒れが1週間で治ってしまったのです。そのうえ体調も良くなり、からだが生まれ変わったように軽く感じられたのでした。これを機に桜沢先生の奥様、リマ先生の料理教室で学び、後にリマ先生の命を受けてヨーロッパに渡るに至ります。

話を元に戻しましょう。

今振り返ると、手荒れで苦しんでいた当時の私のからだは、まさに毒がたまった状態でした。からだの悲鳴が手荒れとなって現れていたのです。

顔に不調のサインが出る

私は、不調を抱える多くの方々とお会いしてきたからか、顔を見るとだいたいその人がどういった体質で、どこが不調なのかがわかるようになりました。これまで食べてきたものがからだをつくるわけですから、特定の食べものがその人にとって多過ぎると臓器に影響します。臓器と顔のパーツは連携しているため、顔にも内臓の不調が現れるのです。これは、顔だけでなく皮膚、髪、爪、手、足などを観察することで、健康状態を推し量る「望診法《ぼうしん》」という診断法で、洋の東西を問わず医学の世界で活用されている方法です。

日本では、江戸時代中期の水野南北という観相家が有名です。自らに死相が出ていたのを、麦と大豆だけの食事に変え死相を消したというエピソードが伝わっています。

内臓の毒は、顔に現れます

[目]

●白目が黄色いときは肝機能が弱っている
●充血しているときは睡眠不足、ストレスが多い

[耳]

●色が赤い、しわがでているときは腎機能が弱っている

[鼻]

●鼻の中央が黄色いときは胃腸が疲れている
●鼻先が赤く硬いときは心臓が充血している
●小鼻が広がっているときは心臓が肥大している

[頬]

●目の下にクマや腫れがあるとき、顎までの範囲にシミがあるときは腎機能が弱っている
●頬骨の位置に出るシミや暗色は肝機能が弱っている
●左頬のシミは魚の食べ過ぎ、右頬のシミは肉の食べ過ぎ

[口]

●唇のラインがくっきり色づいているときは心臓が弱っている
●上唇が薄いときは、胃が萎縮して機能が低下している
●下唇がぽってりしているときは腸が膨張、または腫れている

[顎]

●顎の色が悪い、できものができているときは生殖機能が弱っている

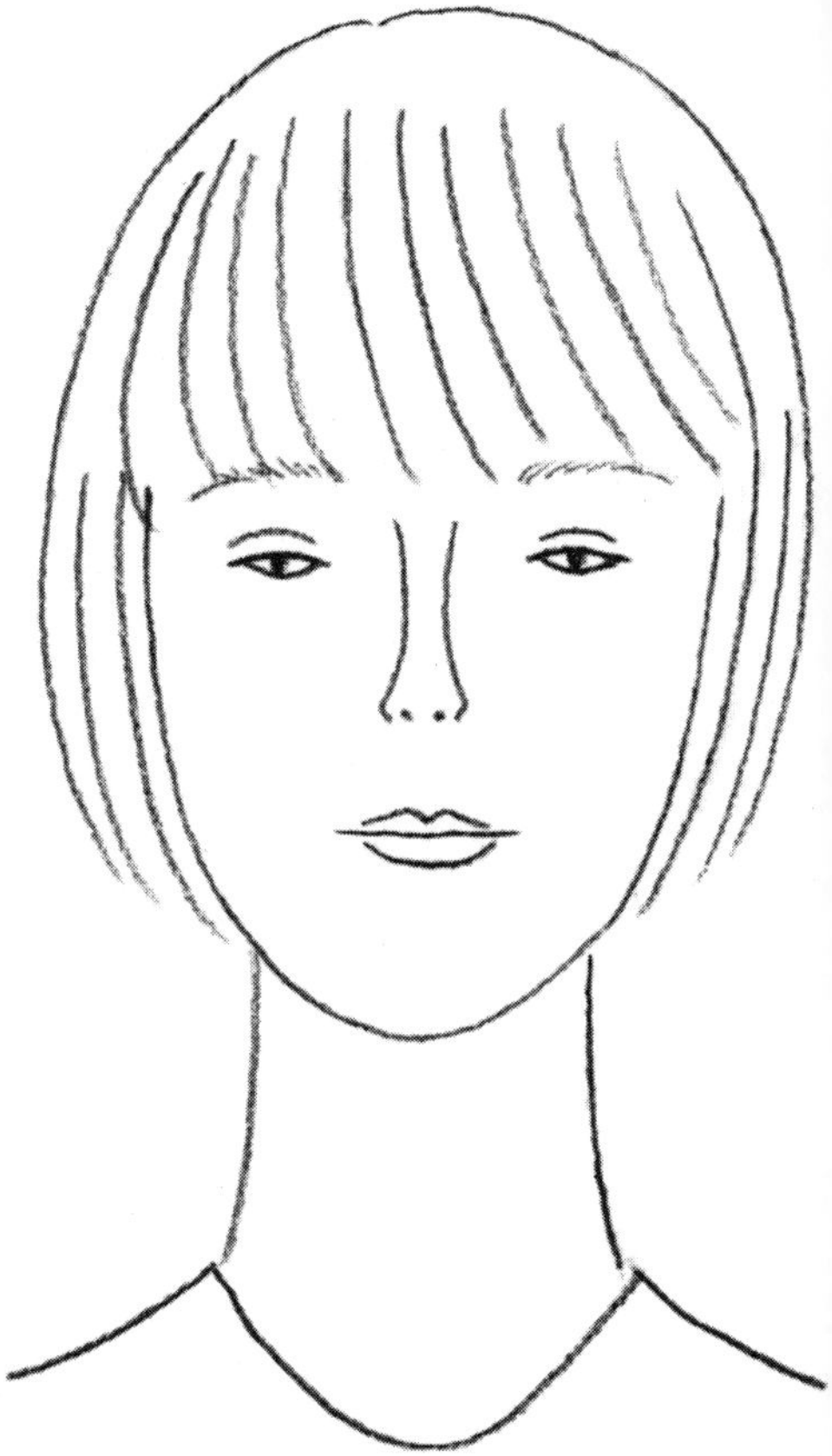

[髪]

●抜けやすいときは毛穴が広がっている状態。甘いもの、アルコール、フルーツを控えめに

[額]

●眉間の色が暗くどす黒いときは心機能が弱っている
●眉間の上に1cm大の丸い盛り上がりがあるときは心機能が弱っている
●額が白いときは肺機能が弱っている

こんな食生活が「毒」をためる

では、毒とはなんでしょうか？　私は、「健康なからだをつくるうえで好ましくないもの、消化時に肝臓、腎臓に大きな負担をかけるもの、血液を汚すもの」だと考えています。生きていれば、どうしてもたまってしまう老廃物も毒になります。農薬や添加物、放射性物質などからだの外から受け取る毒もあれば、ストレス、疲れなど自身がつくる毒もあります。次に、毒をためやすい食習慣を挙げていきます。ひとつでもチェックが入ったら、今一度、日常食を見直す必要があります。

☑ **農薬まみれの野菜、抗生物質だらけの肉、魚、卵、乳製品を食べていませんか？**

日本は、世界からみても農薬の使用量がとても多い国だということをご存知でしょうか？　量だけでなく、他国では許されていない農薬が日本でいまだに使われていることが多々あるようです。残留農薬のある野菜を食べ続けると農薬が体内に蓄積され、人体に悪影響を及ぼすとされています。買い物をする際、野菜を見た目で選んでいませんか？　消費者が虫食いのないきれいな野菜、均一な形の野菜を好んで買うと、生産者は人工的な手（農薬など）を使ってでも形を整えようとします。野菜はできるだけ「無農薬」と表示された旬のものを選びましょう。

家畜（鶏、牛、豚）や養殖魚には、成長促進、病気予防のためにホルモン剤や抗生物質が投与されている場合があります。そんな鶏や牛から生まれた卵や乳製品もしかり。効率よく安定供給をするために当たり前となっていますが、狭い場所で育てられ、ストレスの塊のようになった肉や魚がからだにいいとはとうてい思えませんね。どのような環境下で、どのようなエサを与えられているのかは、ラベルからはなかなか読み取れません。信頼できる小売店や業者を探し、買い求めるようにしましょう。

☑ 加工品、レトルト食品をたくさん食べていませんか？

高温処理され、防腐剤や酸化防止剤が入っていることが多い加工品、レトルト食品。発色をよくするために着色料が使われていたり、化学調味料で味つけされていたり、何種類もの添加物が複合的に入っています。もちろん、国で使用が認められてはいるものの、本来からだには必要のないものです。

たとえば、朝食の場面を想像してください。ハムやソーセージには一般的に多数の添加物、保存料が入っています。市販の賞味期限の長いパンには着色料や保存料が、市販のドレッシングにも大量の化学調味料が含まれています。和食の場合もしかり。漬け物、明太子、かまぼこなどの練り物は、特に添加物が多い製品です。単独で毒性がなくても他の添加物と複合摂取したとき、それが長期間続いた場合、からだに何が起きるかはわかりません。

☑ 輸入品に頼り過ぎていませんか？

日本人の食は今やインターナショナルになりました。だからといって、からだまでインターナショナルになるわけにはいきません。日本の食料自給率が下がり、地域によってはどうしても輸入品が必要な場合もあるでしょう。ですが、基本的にからだのことを考えると食物は自分の暮らしている場所、その近隣の生産物を摂るべきでしょう。なぜなら、寒い地域の人が南国の食べ物を摂ることは、南国に適応するように生命を保っている植物を取り入れることになり、体内は南の環境になってしまうからです。それでは、北の気候条件に沿って生きていけなくなり、からだの不調を引き起こしてしまいます。

また、輸入にはさまざまな工程と時間を要し、品質保持のために防腐剤や防虫剤などがたっぷりと使われることになる点でも、なるべく避けたいものです。

☑ 肉、魚、卵、乳製品を食べ過ぎていませんか?

日本の食卓には毎日必ずといっていいほど、肉、魚、卵、乳製品がのぼりますね。ですが、それは戦争が終わってここ70年ほどのこと。私たち日本人は欧米人とは違い、あまり動物性の食品を摂ってこなかった民族です。植物由来の食品から栄養をもらい、体内で必要な成分につくり替えていくほうが得意です。現代の日本人が抱える病気の大部分は、動物性食品を過剰に摂取した結果といえます。

もし動物性の食品を摂るのなら、できるだけ哺乳類から遠いもの、つまり肉よりは魚を選びます。そして肉にせよ、魚にせよ、あわせて中和剤、解毒剤となる食材を付け合わせにすることを先人たちの知恵が教えています。魚の場合、近海物には大根おろし、サバやカツオならしょうが、脂の多いマグロならわさび(チューブ入りではなく本わさび)を。肉の場合、牛肉や豚肉には玉ねぎやセロリ、鶏肉にはしいたけやグリーンピースを。解毒剤となる野菜を取り合わせることによって、食害を少なくし、消化を助けます。動物性の食品を摂る場合には、その3~5倍の野菜を一緒に食べるようにしましょう。

☑ 甘いものを摂り過ぎていませんか？

甘いものにはストレス緩和や疲労回復、エネルギー源として大事な役割があります。気をつけなければいけないのは、白砂糖です。白砂糖は精製・加工されていますから、本来のバランスが崩れたものです。砂糖に限らず、甘味を抽出・加工したもの（シロップなど）も同じ。それらを極端に摂ることはからだのバランスを壊しかねません。白砂糖は体内での吸収が早く血糖値を急激に上げます。また、からだを弛緩させる力が強いので、からだが無防備になり、細菌、バクテリアが入りやすくなり、病気を呼び込むことになってしまいます。

甘いものがほしいときは、自然のもの（果物やドライフルーツ、かぼちゃやさつまいも、米など）から摂っていただきたいと思います。また料理に甘みを加えるときは精製された白砂糖ではなく、未精製の黒糖、てんさい糖、米飴や麦飴などを使います。これらは他のミネラルが含まれていて、体内にもゆっくりと吸収されます。

☑ 主食、副食が転倒していませんか？

炭水化物を食べない、というダイエット法がありますが、これはからだにとってとても不自然なことです。それは、歯の成り立ちを見れば明らかです。成人の歯は32本あり、60％超が臼歯です。臼歯は何を砕くのかというと、穀類です。野菜を切る門歯は8本で25％、肉類を切る犬歯は4本で12・5％にあたります。これが、食べ物の理想的な割合に対応しているのです。歯の構成に合った食物を摂ることで、内臓はスムーズに働き、からだは正常に機能します。主食の穀類には私たちの生命活動のエネルギー源である炭水化物が十分に含まれています。「主食＝主に食べるべきもの」とはからだが一番要求しているもので、抜いてしまうとからだのバランスが崩れてしまいます。

☑ 旬でない野菜、南国の食べ物を多く摂っていませんか？

トマト、じゃがいも、なす、ピーマン、バナナ、コーヒー。こういったものを冬でも摂っていませんか？　夏が旬のもの、南国の食品を年中摂っていては、からだが冷えてしまい内臓機能が停滞します。からだを冷やすものは、アイスクリームや氷水のようなものだけではないのです。

さまざまな食品がいつでもそろい、季節感が持てない現代ではありますが、もう一度、「この食材はいつが旬か？　どこが原産国か？」ということを考えてみましょう。夏が旬の食材、常夏の国の食材を日常的に熱帯ではない国の人が摂ることは、からだの自然適応力を壊していることになります。暖房をつけ、からだを温めたつもりでも、内臓を冷やすものを摂っていたら、意味がありません。

☑ 食べ過ぎていませんか?

さまざまな不調の裏には「食べ過ぎ、飲み過ぎ」が隠れています。過食は、消化器官、代謝器官のオーバーワークを引き起こし、内臓を疲れさせます。なんらかの不調をかかえているとき、食べる量を減らしたり、夕食を抜いてみたりすると、不調が軽減するということも少なくありません。また、遅い時間、眠る前の食事にも注意が必要です。寝るときに胃に未消化の食物が残っていると、眠っている間も消化機能が働くこととなり、からだに大きな負担をかけてしまいます。

食べ過ぎないことと合わせて、「よく噛む」ことも大切です。よく噛むと口の中で炭水化物を消化分解するアミラーゼがしっかり分泌されてスムーズな消化につながります。またよく噛んで「こめかみを動かす」ことは、自律神経の働きの安定にもつながります。噛めば満腹感も生まれ、食べ過ぎも防げます。噛むことは未病予防の第一歩でもあり、健康を取り戻す近道です。

以上に挙げた項目にどれくらいあてはまりましたか？　心あたりが多いほど、あなたのからだには食べたものの「毒」がたまっている、あるいは「毒がたまりやすい」食習慣が染みついてしまっている、といえます。「毒をためない」食生活をおくるためには、「正しい目」を持って食べものを選び取り、からだに負担のない食べ方を実践すべきだと心得、まずは自身の食生活を見直していただきたいと思います。

「解毒できるからだ」になる

毒を避ける食生活と合わせて、体内にたまってしまった毒（食事による不要物、未消化物、体内の老廃物など）を消化・解毒し、便や尿、汗、息などによってスムーズに体外へと排出するからだづくりも大切です。そのときに、きわめて重要な役割を果たすのが肝臓です。肝臓は、有害物質を解毒・分解する機能を持ち、いわば「からだの濾過器」ともいえる臓器。昔から腎臓と合わせて、大切なことを「肝腎」というように、肝臓がスムーズに働くことは我々の健康にとって欠かせないものです。

肝臓に限らず、すべての内臓が正常に機能し、生命活動がスムーズに行われている状態が「健康体」ということになります。そのときに重要になってくるのが「からだの陰陽《いんよう》バランス」です。

私たちは、緊張（陽）と弛緩（陰）を繰り返しながら生活しています。生命活動もその繰り返し。息を吸ったり（陽）吐いたり（陰）、からだを曲げたり（陽）伸ばしたり（陰）。内臓や血管はポンプのように縮んだり（陽）膨らんだり（陰）して機能しています。陰、陽どちらかに傾いていると器官は正常に動かず、それが肝臓であれば老廃物や毒がスムーズに排出されないことになります。

本章でお伝えする「自分食」は、この陰陽バランスをベースにしています。まず自分の陰陽バランスを知り、次に食事の陰陽バランスを知り、自身の体調に合った食事を摂ることでからだのバランスを整えていくことを目指します。「自分食」は、解毒できるからだに導く食事であり、心身のバランスを自然な状態に整えて健康に導く食事でもあります。

第1章

「自分食」の導き方

陰陽から導く「自分食」と「食の方程式」

いよいよここから、自分の体調に合った食事「自分食」を見出すための食の方程式をお伝えしていきましょう。

人はそれぞれ親から受け継いだ「体質」がありますが、「体調」は後天的なもので、食べ物や環境で変わります。その現在の体調を簡単に見る方法が、東洋医学の背景となった「陰陽説」というもの。陰陽説とは、「宇宙の万物はすべて陰と陽のふたつのエネルギーで構成されている」という思想です。東洋医学だけでなく、アロマセラピーやメディカルハーブ、そのほかの食事療法の基礎にもなっています。

明治の軍医・石塚左玄によって唱えられた「食養」では、カリウムを陰、ナトリウムを陽として説明されました。そして、私の師である桜沢如一によってより具体的、実践的に食と結びつけられ、世界に影響を与えました。

簡単に説明をすると、陰は外へ向かって拡散していく遠心的なエネルギーで、「緩む」「広がる」「冷える」といった性質を持ちます。一方、陽は、中心に向かって凝縮していく求心的なエネルギーで、「硬くなる」「縮まる」「温まる」といった性質を持ちます。どちらがいいというわけではなく、陰陽という対極にある力がバランスよく拮抗することで健康が維持されるのです。

内臓の動きも、陰陽の力で捉えることができます。心臓は広がったり（陰）縮んだり（陽）を繰り返して血液を循環させています。胃腸も同様に広がったり縮んだりすることで食べ物を消化し、からだ中に栄養を届けます。他にも、血液中の成分のナトリウム（陽）とカリウム（陰）の割合は、からだの正常な機能を保つためや神経の伝達において、非常に重要な意味を持ちます。私たちの生命活動は、陰陽のバランスのなかで営まれているのです。

陰と陽は相対的であって、どちらかひとつでは存在しません。陰と陽は正反対でありながら互いを引きつけ合い、補い合うような関係性です。陰陽はあらゆる自然現象や時間など森羅万象のものごとにも結びつきます。太陽（陽）と月（陰）は交互にのぼり、生（陽）と死（陰）がくり返されて人類は続いています。陰陽の概念は、自然界、あるいは世界で起きていること、自分のからだに起きていることを理解するのに大変便利な物差しです。

陰陽で自分の体調を知る

自分の今のからだの状態も、陰に傾いているのか、陽に傾いているのか、陰陽のバランスがいいか、などといった観点でみることができます。たとえば、からだが陰性になり過ぎると胃腸が緩んで下痢をしやすくなったり、冷え過ぎたりします。陽性になり過ぎるとからだ全体が硬くなり、肩がこったり便秘になったりします。こうしたアンバランスが、からだの不調や病気の原因です。肌荒れや倦怠感、アレルギー症状、メンタルの不安定など、さまざまな不定愁訴は、からだの陰陽バランスの乱れからくるものだと考えられるのです。

【陰陽の性質】

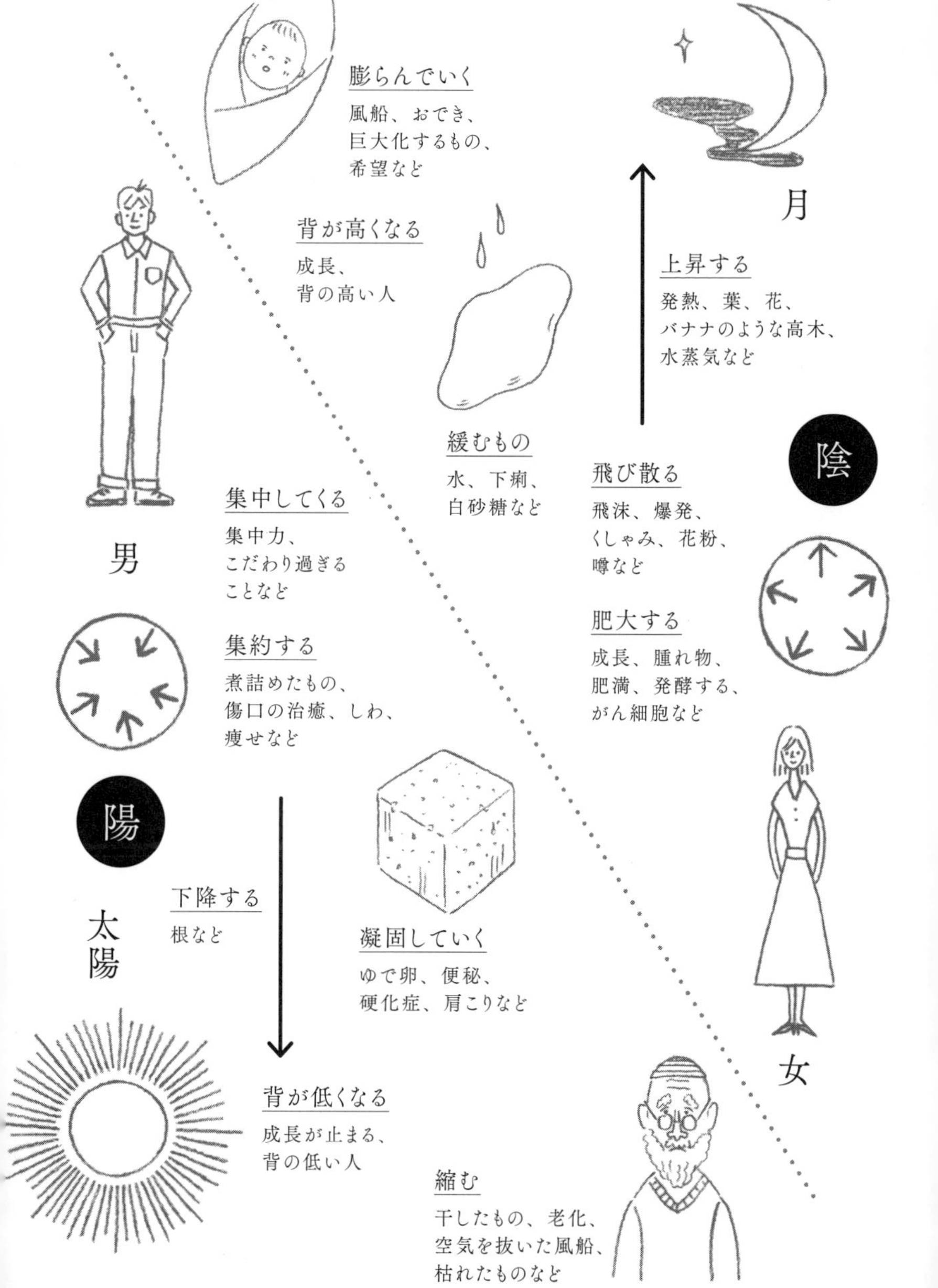
膨らんでいく
風船、おでき、
巨大化するもの、
希望など
月
上昇する
発熱、葉、花、
バナナのような高木、
水蒸気など
背が高くなる
成長、
背の高い人
緩むもの
水、下痢、
白砂糖など
陰
飛び散る
飛沫、爆発、
くしゃみ、花粉、
噂など
肥大する
成長、腫れ物、
肥満、発酵する、
がん細胞など
女
男
集中してくる
集中力、
こだわり過ぎる
ことなど
集約する
煮詰めたもの、
傷口の治癒、しわ、
痩せなど
陽
下降する
根など
太陽
凝固していく
ゆで卵、便秘、
硬化症、肩こりなど
背が低くなる
成長が止まる、
背の低い人
縮む
干したもの、老化、
空気を抜いた風船、
枯れたものなど

陰陽の状態を7段階に分けて考える

私は、陰の状態に大中小のごとく3段階、陽も同様に3段階に分けることで関係性をよりわかりやすくして診断の手がかりとしています。それが左図です。中央のタイプ4が「中庸《ちゅうよう》」で、陰陽のバランスがとれた健康な状態です。タイプ3から1に向かうほどに「陰性」に傾き、からだは緩み、冷えます。反対に、タイプ5から7に向かうほどに「陽性」に傾き、からだは硬くなり、熱を持つ流れです。

食べ物の性質にも陰陽があります。私たちのからだは食べた物で成り立ち、左右されますから、からだが陰に傾いたときは陽性の食べ物を食べてバランスをとります。逆もまたしかりです。なにを食べればいいかを知るには、まずは自分の現在の体調が陰陽軸のどの辺に位置するのかを知る必要があります。自分のからだがどの程度陰に、あるいは陽に傾いているかを把握し、食事で中庸に近づけていくのが「自分食」。まずは40ページからのチェックリストで自分の体調を調べましょう。

【 体調の陰陽7段階 】

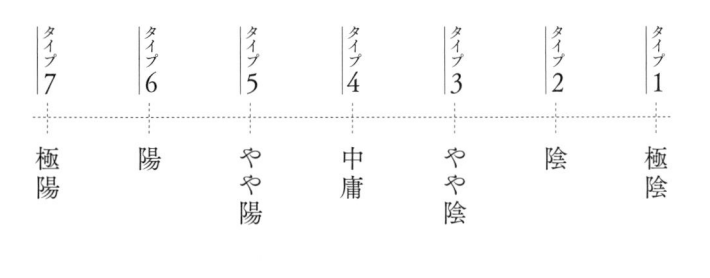

タイプ7	タイプ6	タイプ5	タイプ4	タイプ3	タイプ2	タイプ1
極陽	陽	やや陽	中庸	やや陰	陰	極陰

健康な状態

中庸

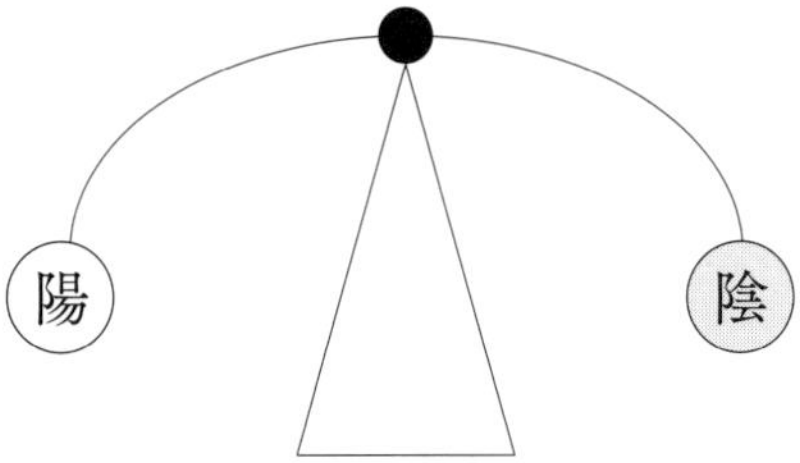

陽に傾くと

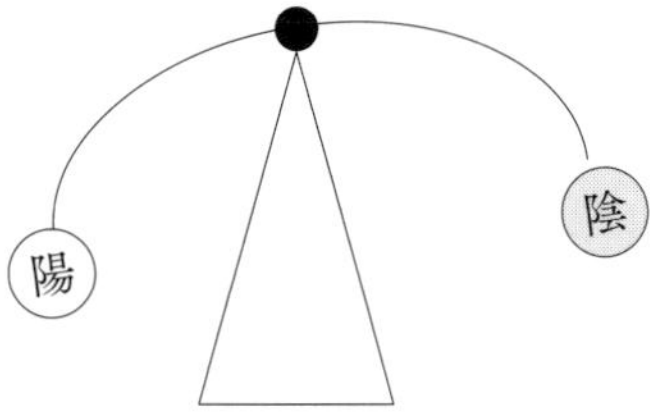

からだは縮まる・硬くなる・温まる傾向に。イライラして、怒りっぽくなる。

陰に傾くと

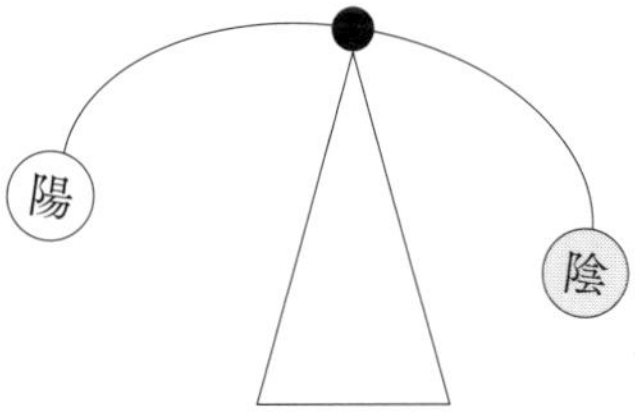

からだは広がる・緩む・冷える傾向に。落ち込みやすく、悲観的になる。

体調診断
セルフチェック

以下の35の項目について、ここ1～2カ月の体調であてはまるものをチェック。Aを1点、Bを2点、Cを3点として合計点数を出し、あなたの体調を診断します。

A	B	C
□ 睡眠が長い	□ どちらでもない	□ 睡眠が短い
□ 寝起きが悪い	□ どちらでもない	□ パッと起きられる
□ 物事が片付かない	□ どちらでもない	□ 何事もさっさとできる
□ 他人の話を聞ける	□ どちらでもない	□ 他人の話を聞けない
□ 順番が待てる	□ どちらでもない	□ 順番が待てない
□ ぐずぐずしている	□ どちらでもない	□ テキパキしている
□ 午前中ボーッとしている	□ どちらでもない	□ 朝から行動できる
□ 落ち込みやすい	□ どちらでもない	□ はしゃぎやすい
□ あまり怒ることはない	□ どちらでもない	□ 怒りやすい
□ 涙もろい	□ どちらでもない	□ めったに泣かない
□ 顔色が白い、青白い	□ どちらでもなくピンク	□ 顔色が赤い、浅黒い
□ 唇の色が白い、青白い	□ どちらでもない	□ 唇の色が赤い、暗紅色
□ 尿の色が薄く白っぽい	□ ビール色	□ 尿の色が濃く茶褐色
□ 便が軟らかい	□ どちらでもない	□ 便が硬く便秘気味
□ 便の色が薄い黄色	□ 便の色が黄土色、茶色	□ 便の色が濃く黒っぽい
□ からだが冷えている	□ どちらでもない	□ からだが熱し気味
□ 声が低く小さい	□ どちらでもない	□ 声が高く太い
□ スポーツが苦手	□ どちらでもない	□ スポーツをよくやる

A～Cの合計点	95～105	85～94	75～84	65～74	55～64	45～54	35～44
体調	タイプ7 極陽	タイプ6 陽	タイプ5 やや陽	タイプ4 中庸	タイプ3 やや陰	タイプ2 陰	タイプ1 極陰
ページ	54	52	50	48	46	44	42

A	B	C
□ 大きい字を書く	□ どちらでもない	□ 小さい字を書く
□ 虫に刺されやすい	□ どちらでもない	□ 虫に刺されにくい
□ 炎症を起こしやすい	□ どちらでもない	□ 炎症を起こしにくい
□ 傷が膿みやすい	□ どちらでもない	□ 傷が乾きやすい
□ 体形に締まりがない	□ どちらでもない	□ 体形が締まっている
□ 目が大きい	□ どちらでもない	□ 目が細い
□ 瞼が濡れ気味	□ どちらでもない	□ 瞼が乾き気味
□ 皮膚が湿っぽい	□ どちらでもない	□ 皮膚が乾きやすい
□ 出血が止まりにくい	□ どちらでもない	□ 出血が止まりやすい
□ 髪の毛が太く黒っぽい	□ どちらでもない	□ 髪の毛が細く赤い
□ 抜け毛が多い	□ どちらでもない	□ 白髪が多い
□ 尿の回数が多い	□ どちらでもない	□ 尿の回数が少ない
□ からだが軟らかい	□ どちらでもない	□ からだが硬い
□ 待ち合わせに遅れる	□ どちらでもない	□ 時間より早く行く
□ ゆっくり話す	□ どちらでもない	□ 早口である
□ 指が長い	□ どちらでもない	□ 指が短い
□ 歩くのが遅い	□ どちらでもない	□ 歩くのが速い
Aの合計数 □×1点＝	Bの合計数 □×2点＝	Cの合計数 □×3点＝

タイプ1

極《きょく》陰《いん》

タイプ1

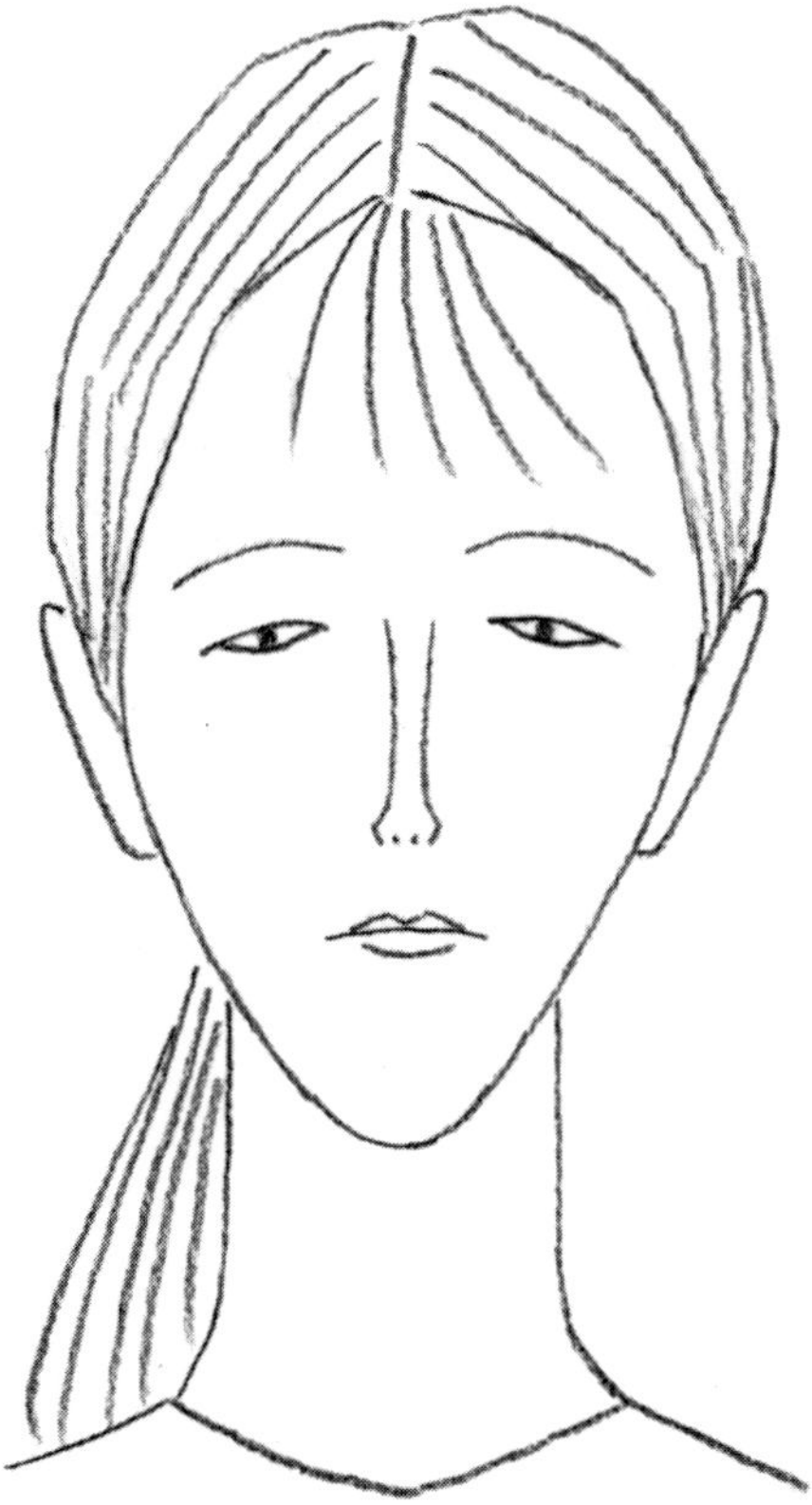

○ 痩せこけて
逆三角形のりんかく

○ 青紫の顔色

○ 細い、衰弱している

○ か細く消えそうな声

○ 下がった目

○ 行動／動けない
感情／暗い

【特徴】

衰弱して不調が多く病気に悩まされる状態。胃弱、ひどい冷え性。元気もやる気もなく、落ち込みやすい。からだの機能不全で、特に消化機能が弱っているため、あらゆる栄養素が足りていない。ご飯よりもお菓子を食べている人に多く見られる。薬物、砂糖、水分などの摂り過ぎ。便は、下痢気味、白色または緑色。尿は白っぽい。

タイプ2

陰《いん》

タイプ 2

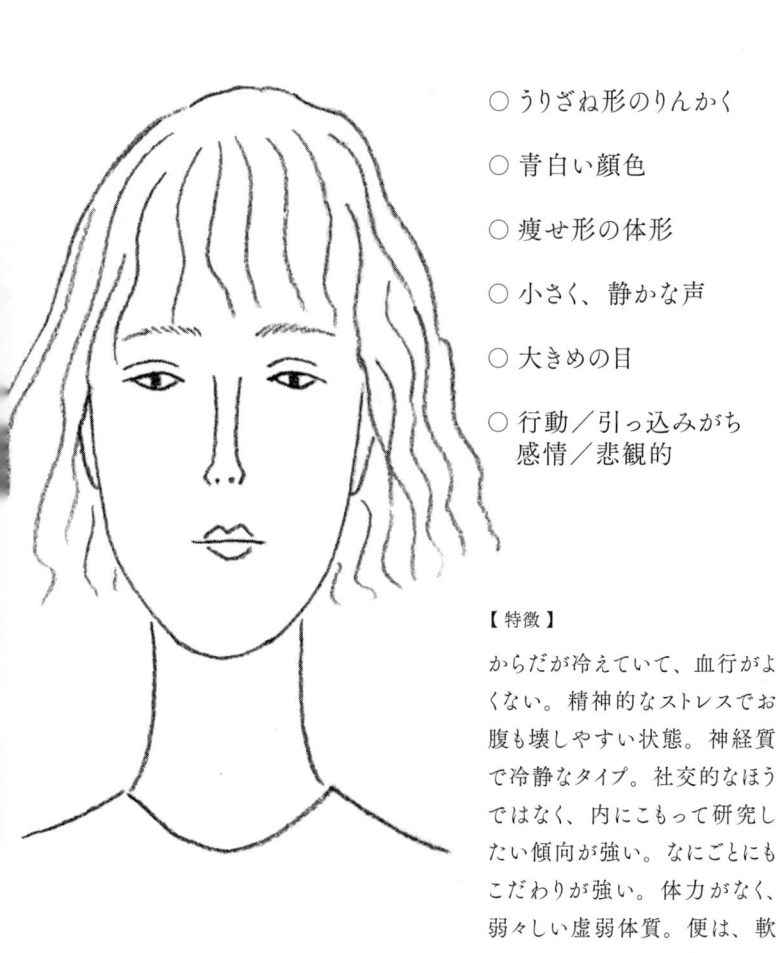

○ うりざね形のりんかく

○ 青白い顔色

○ 痩せ形の体形

○ 小さく、静かな声

○ 大きめの目

○ 行動／引っ込みがち
感情／悲観的

【特徴】

からだが冷えていて、血行がよくない。精神的なストレスでお腹も壊しやすい状態。神経質で冷静なタイプ。社交的なほうではなく、内にこもって研究したい傾向が強い。なにごとにもこだわりが強い。体力がなく、弱々しい虚弱体質。便は、軟らかい、黄色。尿は薄い。

タイプ3

やや陰《いん》

タイプ3

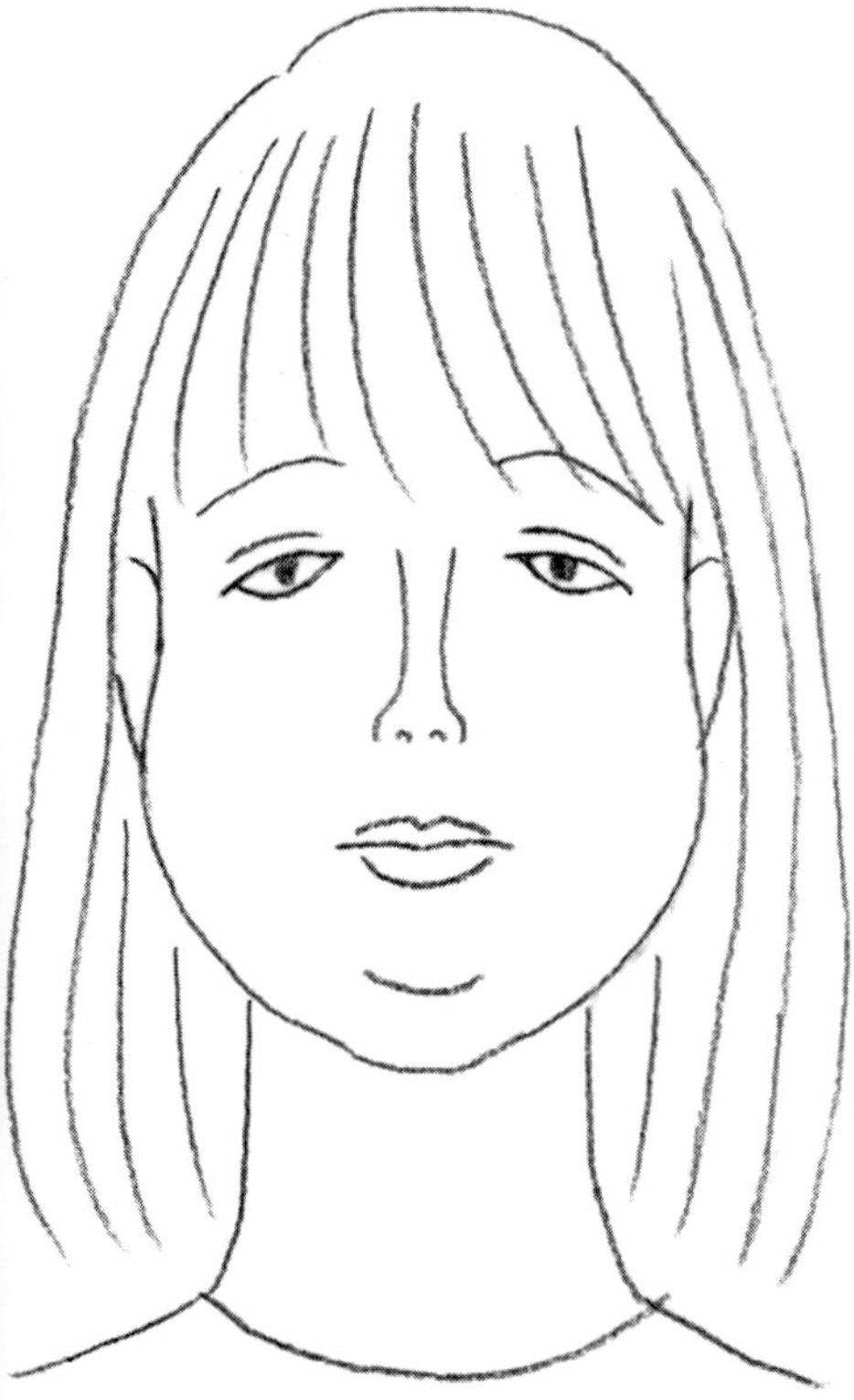

○ しもぶくれのりんかく

○ 白い顔色

○ やや太り気味の体形

○ やや小さい声

○ やや大きい目、たれぎみ

○ 行動／意欲に行動がともなわない
感情／やや悲観的

【特徴】

果物、甘いもの、水分が好き。お酒も好き。体内の水分が多いため、むくみやすい。疲れやすく、頑張りがきかない。ものごとを忘れっぽく、やる気はあるのになかなか実行できない。消極的でセンチメンタルな傾向がある。便は、やや軟らかい。やや黄色。尿は、やや薄い。

タイプ4

中《ちゅう》庸《よう》

タイプ4

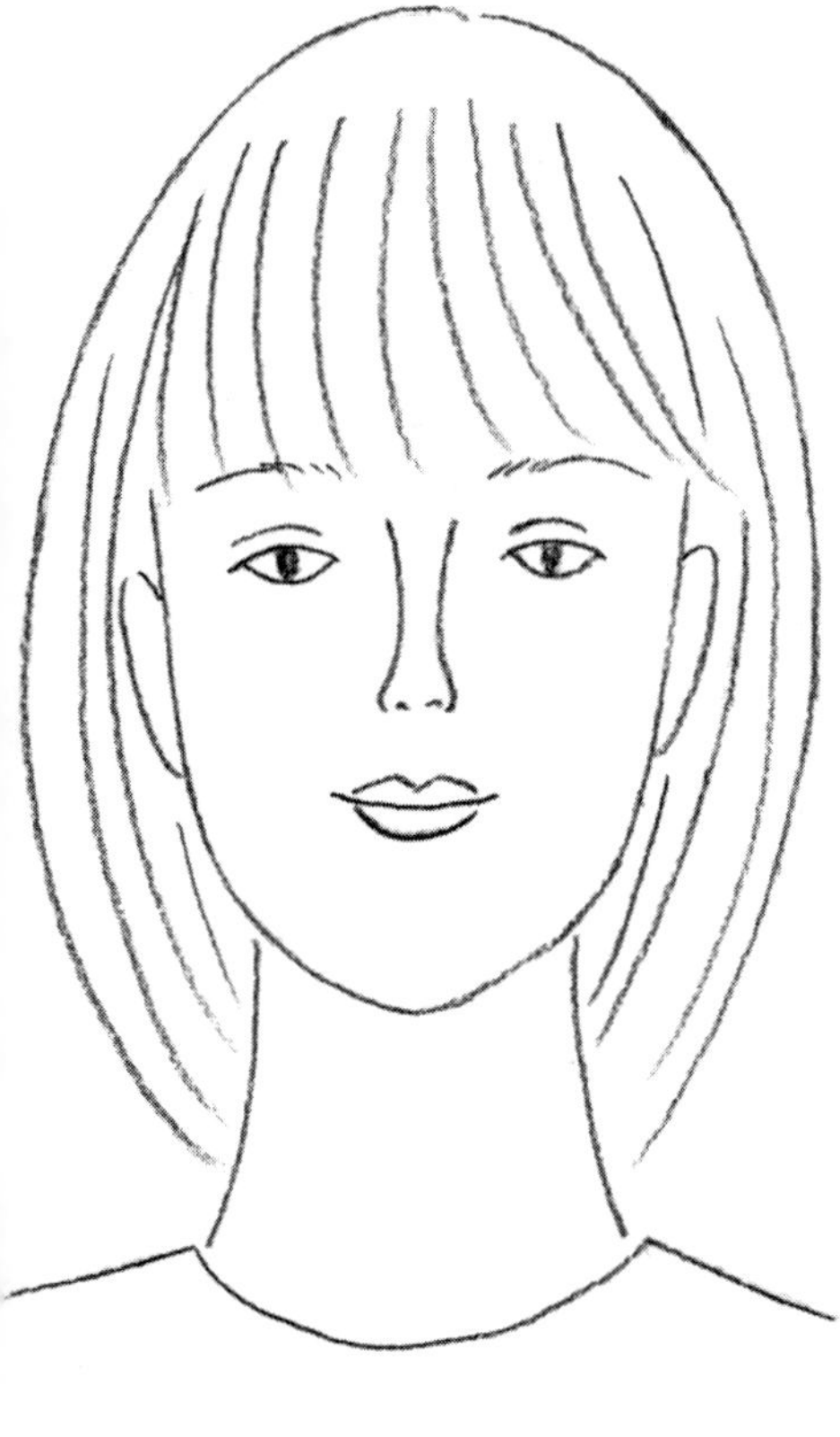

○ バランスのとれた
卵形のりんかく

○ ピンク色の顔色

○ 中肉中背

○ 声、目ともに大き過ぎず
小さ過ぎない

○ 行動／安定している
感情／バランスがよく、
穏やか

【特徴】

精神的、身体的に安定しイキイキとしている。あまり不調はなく、バランスがとれている状態。性格は穏やかで明るい。不平不満をいわず、信頼感を与える。便は硬過ぎず、軟らか過ぎず、黄土色。尿はビール色。

タイプ5

やや陽《よう》

タイプ 5

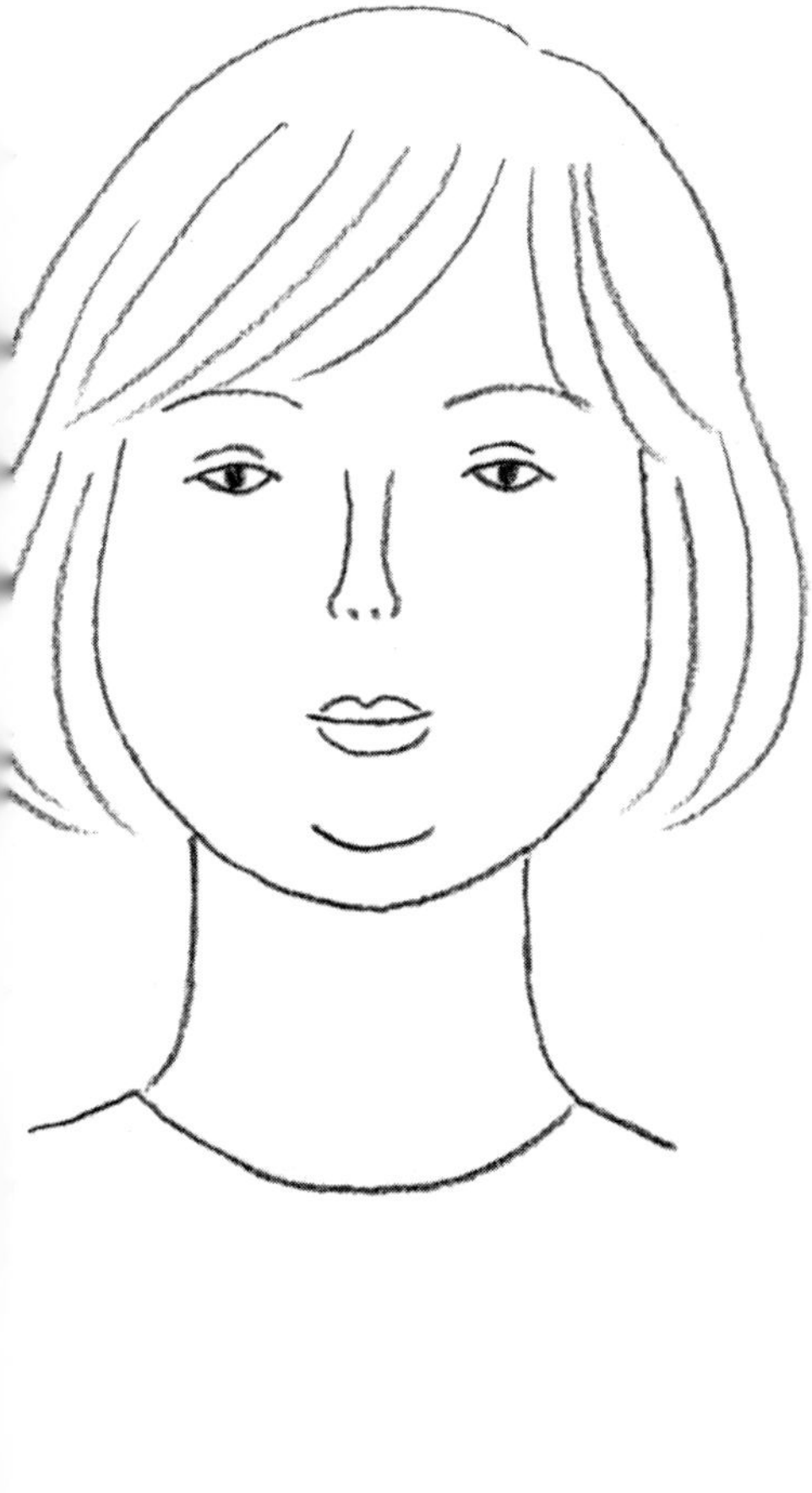

○ 丸顔、
　はちきれそうなりんかく

○ 赤みがかった顔色

○ やや太っている

○ やや高い声

○ やや小さい目

○ 行動／積極的、世話好き
　感情／気が大きい

【特徴】

子どもの頃から元気で、なんでも食べ、飲む。人の面倒見がよく、頼り甲斐があるリーダータイプ。社交的で太っ腹。便はやや硬い、茶色。尿はやや濃いめ。中年を過ぎると、太ってきたり血圧が高いなどの問題が出てこないよう注意が必要。生活習慣病予備軍タイプ。

タイプ6

陽《よう》

タイプ6

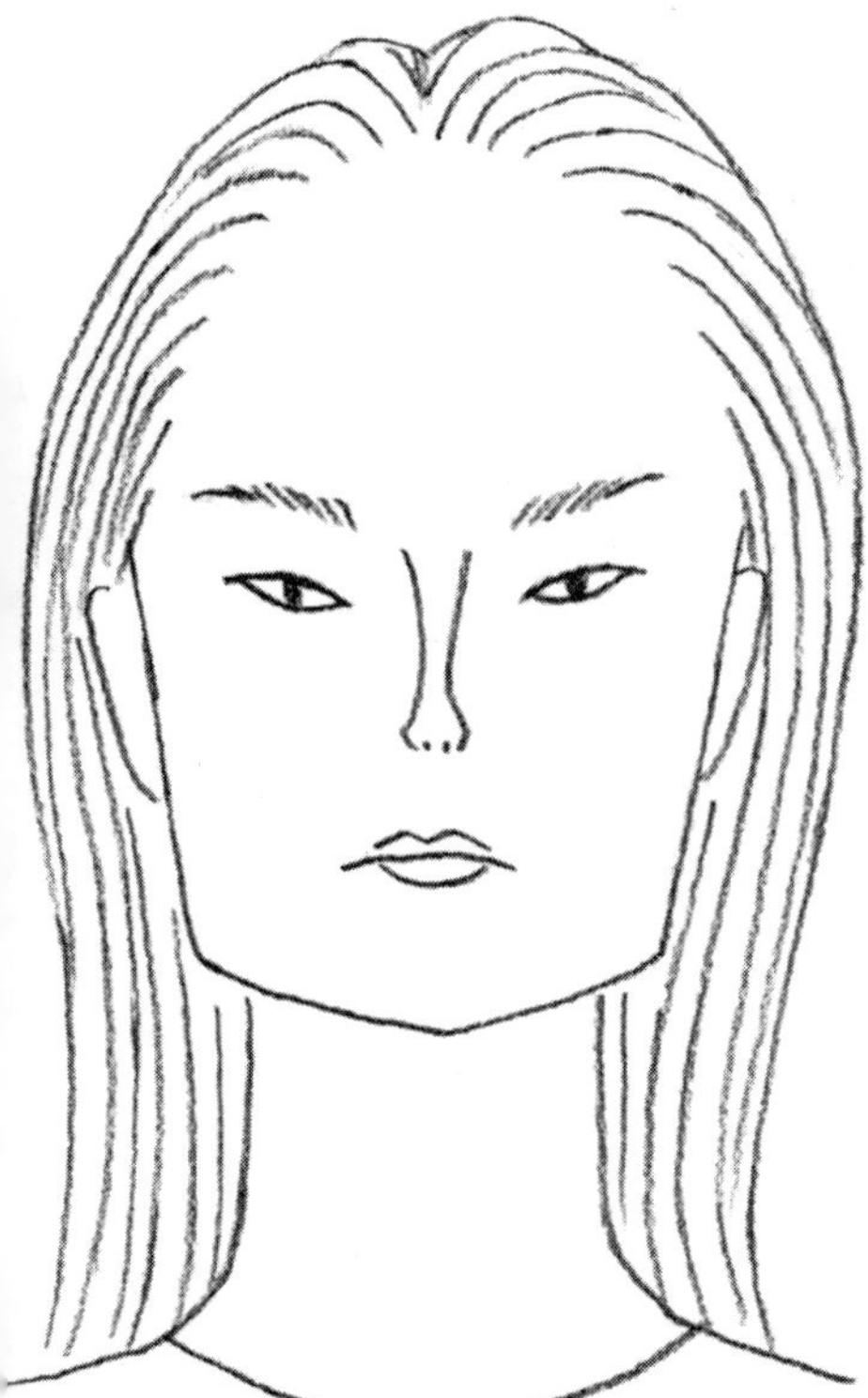

○ 角張ったりんかく

○ 赤黒い、茶色っぽい顔色

○ 浅黒く締まった体形

○ 大きい声

○ やや細い目

○ 行動／行動的
感情／イライラしやすい、怒りっぽい

【特徴】

甘いもの、野菜は好まず、塩気のあるもの、そばや魚などが好き。そのバランスをとるために、アルコールを多飲する傾向も。男性的でスポーツマンタイプに多い。自分に厳しく、人にも厳しい。仕事はきちんとしていて、なんでも早めに片付ける。便は硬い、濃い茶色。尿は茶色。

タイプ7

極陽《きょくよう》

タイプ 7

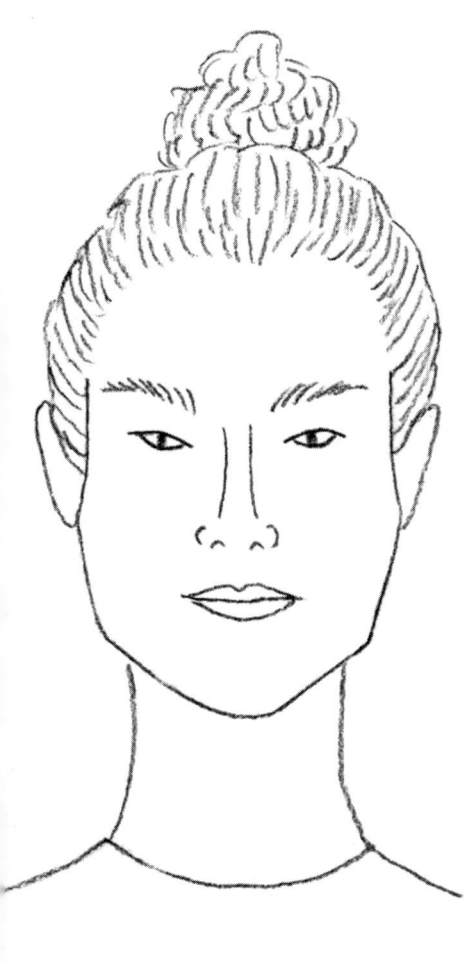

○ ゴツゴツと野性的なりんかく。頬骨が出ている

○ 焦げ茶の顔色

○ 引き締まった体形

○ うるさい

○ 小さく細い目

○ 行動／切れやすい
感情／喜怒哀楽が激しい

【特徴】

筋力も精力も旺盛でエネルギー過多。野菜はほとんど食べず肉食過多の傾向。見かけは英雄タイプだが、以外と小心者で裏表が激しいタイプ。暴力的かと思うとひどく優しくなったり、激しく独善的。多動性もある。便は、便秘がち、黒っぽい。尿は、焦げ茶色。

自分の体調やメンタルの「現在地」を把握しましょう

チェックリストの結果を見て、いかがでしたでしょうか。「チェックリストでは陽になったけど、顔つきは陰だなあ」と疑問に思う方もいらっしゃるかもしれません。両親から受け継いだ体質と最近の体調が複合的に現れるため、見た目（特に骨格など）は診断と異なることもあります。外見的な要素が該当しなくても、体調の現在地は診断通りだと考えていいでしょう。

また、体調は変動するもの。たとえば陰性から中庸を目指していたはずなのに、それを通り越してもまだ、せっせと陽性の食事を摂り続けると、陽性に傾き過ぎてしまいます。食事以外にも、季節や環境（ストレスなど）が影響して陰陽いずれかに傾くこともありますから、3カ月おきくらいに自分の体調をチェックしましょう。

タイプ3、4、5を目指そう

陰陽の7タイプのなかで、タイプ4の中庸の人は健康で、精神的にも安定している状態です。これをキープできるように意識していきましょう。

タイプ1（極陰）の人は、もうなんらかの病気にかかっているといっていい状態です。食べられないのでさらに病気が悪化し、精神的にも弱々しくなってしまっています。タイプ2（陰）の人は、病気とまではいかないけれど、からだが冷えていて今ひとつ元気が出ません。コーヒーなど嗜好品に走り過ぎているせいかもしれませんね。タイプ1と2の人は、落ち込みやすく、鬱っぽくなってしまう性質があるので、甘いもの、嗜好品、冷たいものを食べるのは控えましょう。

逆に、タイプ6（陽）とタイプ7（極陽）の人は、元気があり余っている状態です。ニュースなどで、世界的な大会社の経営者やアスリートの顔を見ていると、タイプ7にあてはまる方が時々いらっしゃいます。陽性が強い人は行動力もあって社会的には成功しやすいといえるかもしれません。それなら陽のほうがいいではないかと思われそうですが、怒りっぽい、イライラしやすい、不安や恐怖といったマイナスの感情が爆発しがち、という性質を持ち合わせており、ある種の苦しさがあります。陰陽どちらか極端に偏らず、タイプ3（やや陰）、4（中庸）、5（やや陽）の間で調整しながら生きると楽でしょう。

また、左の表は、7つのタイプについてどういった体調や性格の特徴を持つのかをまとめたものです。この表で、現在の自分の体調の左右（現在が陰なら極陰とやや陰）についてもチェックしておくことが大切です。体調はさまざまな要因で移ろいやすいもの。今より陰に傾くとどうなるか、陽に傾くとどうなるか、ということをシミュレーションしておくことは、いろいろな意味で備えになります。

体質の陰陽表

タイプ	顔色	体形	顔の形	便の状態	尿の状態
1 極陰	青紫	痩せこけている	逆三角	下痢気味	白っぽい
2 陰	青白い	痩せている	うりざね形	軟便	薄い
3 やや陰	白い	ぽっちゃり	しもぶくれ	下痢しやすい	やや薄い
4 中庸	ピンク	中肉中背	卵形	快便	ビール色
5 やや陽	赤みがかかってる	やや太っていてガッチリ	丸い	少し硬め	やや濃いめ
6 陽	赤黒い茶色	締まり気味	四角い	便秘	濃い茶色
7 極陽	焦げ茶	筋肉があり、引き締まっている	ゴツゴツ	ひどい便秘	焦げ茶色

性格・嗜好の陰陽表

タイプ	行動	感情	性格	食の嗜好
1 極陰	非常に弱々しい	暗い	落ち込みやすい	生野菜、コーヒー、砂糖類、水分の摂り過ぎ
2 陰	弱い	悲観的	理屈っぽい、神経質	甘いもの、生野菜、コーヒー、果物など陰性の食品に惹かれる
3 やや陰	元気なようで覇気がない	哀愁、感傷的	消極的、泣き虫	なんでも食べるが、比較的水分、甘いもの、果物に手が伸びる
4 中庸	安定	ニコニコ	穏やか、明るい	バランスがよい穀類が好き
5 やや陽	元気	明るい	ポジティブ、社交的	動物性、塩気が強い、陰も陽もなんでもよく食べて食欲旺盛、大食
6 陽	元気すぎる	うるさい	行動力がある、イライラしやすい	塩気が強い、動物性、魚、そばなどが好き、あまり野菜は好まない
7 極陽	キレ気味	怒っている	喜怒哀楽が激しい	塩気が強く、肉食過多

はしゃいでいる、とげとげしい

7タイプのなりやすい不調と病気

次に7タイプそれぞれにかかりやすい病気の傾向をまとめました(左表)。

陰性のタイプ1、2、3は冷えていて免疫力が落ちやすいため、感染症や風邪をもらいやすくなります。肥満傾向にも注意が必要です。陽性のタイプ5、6、7は収縮するエネルギーが強いため血管や血液が固まりやすくなり、血栓やポリープ、がんなどになりやすい体調です。動脈硬化が進みやすく、脳梗塞や心筋梗塞など血管のトラブルが出やすいということです。

女性特有の病気も見ての通りです。女性に多い冷え性には、陰陽2つのタイプがあります。血が薄いことによる陰性の冷えは、手足だけでなくおなかや背中、どこもかしこも寒いという冷えです。一方、陽性でも冷えは起こり、その場合は血管、筋肉が締まっているため末端にまで血が通わず、手足が寒いのが特徴です。

なりやすい病気

タイプ	なりやすい病気
1 極陰	エイズ、感染症、ノイローゼ、肺結核、肺炎、がんなどの末期
2 陰	感染症、風邪をひきやすい、神経症、緑内障 胃腸の病気、アレルギー、鬱、ぜんそく
3 やや陰	風邪をひきやすい、神経症、膀胱炎、糖尿病 甲状腺機能亢進症（バセドウ病など）
4 中庸	なし
5 やや陽	ポリープができやすい、高血圧、高脂血症、動悸、糖尿病、白内障
6 陽	ポリープができやすい、肝臓病、動脈硬化 甲状腺機能低下症（橋本病）、痛風
7 極陽	がん、肝硬変、心臓発作

女性のなりやすい病気

タイプ	なりやすい病気
1 極陰	極度の冷え、貧血、拒食症、肺疾患
2 陰	鬱、ノイローゼ、胃弱 不妊症、陰性の冷え、PMS
3 やや陰	腎臓病、心臓肥大、乳がん、頻尿
4 中庸	なし
5 やや陽	高血圧、乳がん、膀胱炎
6 陽	子宮筋腫、肝臓病、陽性の冷え
7 極陽	子宮、卵巣の疾患、がん

互いを補完し合う陰陽のバランス

ここまで、極陰から極陽まで体調が7段階に分けられることをお話ししました。39ページでは概念を線の図で説明しましたが、より深く理解するためには左のような円の図で考えることが必要です。1の裏側は7、2の裏側は6、3の裏側は5、というように、図のなかで対面していますね。これは、1と7は相対し補完関係にあることを示します。たとえば、男性は陽（6）ですが体内に精子という陰（2）を持ち、また女性は陰（2）ですが体内に卵子という陽（6）を持っています。陽の中に陰あり、陰の中に陽あり。絶対陽、絶対陰というものはなく、この世に存在するすべてのものに、陰陽両方の要素があるということです。

陰陽双方の補完関係を言い換えると、タイプ1の極陰の人は、タイプ7の極陽の要素でバランスを保てるということです。対面する要素でもって中庸になる、ということを覚えておきましょう。

【陰陽の相関図】

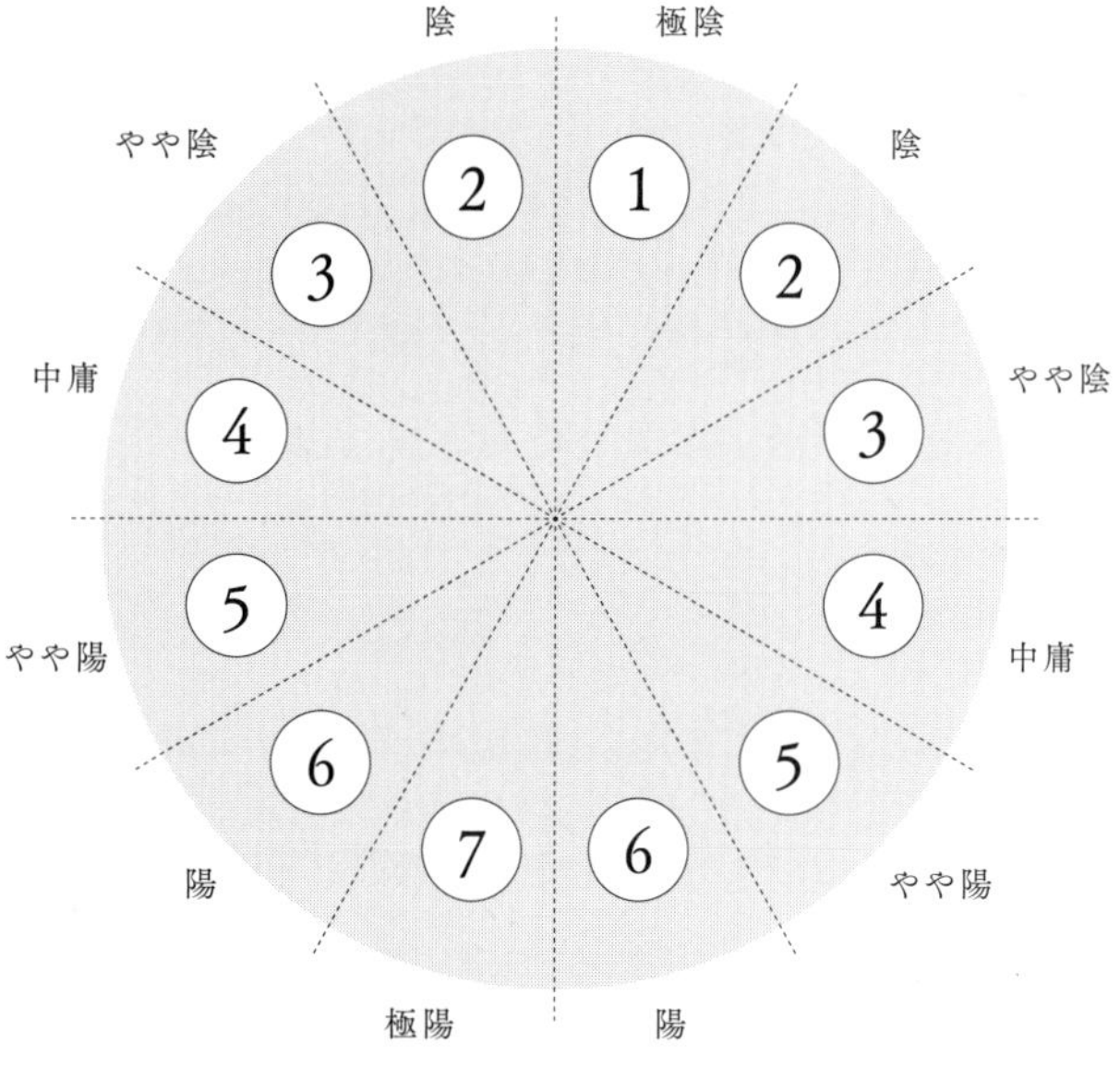

①は⑦、②は⑥、③は⑤と、相対する要素を併せ持つ、あるいは取り入れることでバランスがとれるという考え方を覚えておきましょう。ただ、①と⑦のような極端なバランスのとり方は、たとえば躁（⑦の極陽）鬱（①の極陰）状態のように危うさを伴うため、やはり体調は④に近づけることが大切です。

食の方程式のキーワードは「8」

陰陽は食べ物にも当てはまり、体調と同様、7タイプに分けることができます。ごく簡単にいうと、カリウムが多いものは陰性で、ナトリウムが多いものは陽性。ほとんどの野菜、果物が1~3の陰性で、動物性の食材（肉や魚、卵）や塩気の強いもの、加工品が5~7の陽性になります。

1~7タイプの食材の特徴は次の通り。自分の体調とは相対する食材（体調が陰ならば、陽の食材）を選び、バランスをとる必要があります。

1　極陰の食材↓からだを強く冷やし、緩めきる【タイプ7・極陽の人に合う】
2　陰の食材↓からだを緩め、冷やす【タイプ6・陽の人に合う】
3　やや陰の食材↓からだをやや緩めるもの【タイプ5・やや陽の人に合う】
4　中庸の食材↓調和がとれている【すべての人に合う】

5　やや陽の食材→からだをやや温め、やや締める【タイプ3・やや陰の人に合う】
6　陽の食材→からだを刺激し締める【タイプ2・陰の人に合う】
7　極陽の食材→からだを強く締める【タイプ1・極陰の人に合う】

私が提案している「食の方程式」のキーワードは「足して8になること」。タイプ1の人は7の食を食べる。タイプ2の人は6の食、タイプ3の人は5の食、タイプ4の人は4の食、タイプ5の人は3の食、タイプ6の人は2の食、タイプ7の人は1の食というように、自分の体調と食べ物の性質を足すと8になるような食を心がけましょう。

もうひとつのポイントは、自分の体調と同じ番号を持つ食べ物(調味料、調理法)をしばらくやめてみる、減らしてみるというもの。不調の原因になっている可能性があるので、8になる方程式と合わせて試してみてください。

食事を変えると、3カ月ぐらいで体調の変化を感じるはずです。そこでもう一度チェックを。その時々に最適な食事を見つけていきましょう。

食材陰陽表

4 中庸	3 やや陰	2 陰	1 極陰	タイプ
玄米	とうもろこし、麦類、餅、キヌア			穀類
ひよこ豆	小豆、大豆、黒豆、レンズ豆	いんげん豆、グリーンピース、そら豆		豆類
アーモンド、栗、かぼちゃの種、ヘーゼルナッツ	くるみ、松の実	ピーナッツ、ひまわりの種	ぎんなん	ナッツ
かぼちゃ、長いも、芽キャベツ、れんこん	里いも、さつまいも、大根、かぶ、白菜、キャベツ、小松菜、玉ねぎ	もやし、ほうれん草、ブロッコリー、カリフラワー、長ねぎ、にんにく、しょうが、うり、きゅうり	なす、トマト、もやし、じゃがいも、ピーマン、生しいたけ、きのこ類	野菜
ベリー類(ブルーベリー、ラズベリー)、レモン、金柑	りんご、みかん、いちご、あんず	桃、梨、ぶどう、柿、すいか、グレープフルーツ	バナナ、マンゴー、パイナップル、パパイヤ	果物
油揚げ、厚揚げ、がんもどき	納豆、テンペ	豆腐、生湯葉	豆乳	大豆製品
のり、岩のり、青のり、干した昆布	わかめ、ふのり、寒天、あおさ	生昆布		海藻
川魚(アユ、イワナなど)				魚・肉・卵
番茶、ルイボスティー	ほうじ茶、玄米茶、麦茶	ハーブティー、紅茶、緑茶	ジュース、炭酸飲料、ミントティー、コーヒー、抹茶、スムージー、酵素ドリンク	飲み物
麩、くず	こんにゃく	ケーキ、寒天寄せ、米飴、甘酒	アイスクリーム	その他加工品

タイプ	7 極陽	6 陽	5 やや陽	
穀類		温かいそば ※そばは冷たくして食べると陰、温かくして食べると陽となります	ひえ、粟、きび、 赤米、黒米	
豆類			赤えんどう豆	
ナッツ		黒ごま	麻の実、白ごま えごま	
野菜			ごぼう、 にんじん、 山いも	
果物				
大豆製品	浜納豆		凍み豆腐	
海藻			ひじき、あらめ、 かじめ	
魚・肉・卵	羊肉、豚肉、 牛肉	鶏肉、卵、たらこ、 キャビア、うに	海魚、貝類、 甲殻類	
飲み物		たんぽぽ茶、 チコリティー、 三年番茶	茎茶、 小豆ヤンノー、 ハブ茶	
その他加工品	ハム、ベーコン、 ソーセージ、塩辛	佃煮	せんべい	

＊食材の陰陽は種類別に表現しています。たとえばたんぽぽ茶が海魚より「陽」というわけではありません。
＊食材の陰陽は、ナトリウム・カリウムの含有量、食材が育つ場所や形、色、大きさ、先人たちが伝える知恵、私自身の体験などから判断して7タイプに分類しています。実際にその食材が育つ土地や加工状況によって変わるため、ひとつの目安にしてください。

食材の性質を知りましょう

66ページの食材陰陽表からは、食べ物が持つ陰陽エネルギーの法則を知ることができます。

たとえば野菜の中でも、地中深くに根をのばす根菜類（ごぼう、山いも、にんじん）は陽のエネルギー（下降する）を、天に向かって伸びる葉野菜は陰のエネルギー（上昇する）を持ちます。また、からだを冷やす夏野菜はタイプ1（極陰）の性質となります。きのこ類、青菜、白い野菜、甘い味のするもの、匂いが強いものなどは陰性が強く、色の濃いにんじんやかぼちゃ、茶色いものなどは陽性が強くなる傾向があります。

穀類はほとんどが中庸とされますが、詳しく見ていくと、玄米は中庸のタイプ4、麦類（パン、うどんなど）はタイプ2（陰）に近いタイプ3（やや陰）になります。冷えが気になる女性は小麦食よりも米食がよいということを覚えておきましょう。

動物性食材はほとんどすべてが陽性になります。牛・豚・羊肉はタイプ7の極陽にあたり、その加工品（ベーコン、ハム）も極陽です。肉を食べると自然と塩分が増え、陽がさらに強くなることもあります。

同じ大豆からつくられるのに、豆乳、豆腐、納豆、油揚げ、凍み豆腐などがなぜこんなに性質が違うのかと不思議に思われるかもしれません。豆腐は大豆、水、にがりを原料とし、大豆のミルク（＝豆乳）ににがりを添加して固めていきます。カリウムの多い豆乳（陰性でからだを緩める）にマグネシウムを含むにがり（陽性でからだを締める、固める）という、相反する力を合わせてできた豆腐は、豆乳とは違った性質の食材になります。豆乳だけ多用すればからだが緩みますし、にがりだけを多用すればからだを締めつけてしまいます。油揚げや厚揚げ、がんもどきは一度揚げていることで陽性に傾きます。

陰性だった生しいたけも、太陽に干すことで中庸に変わります。野菜やきのこは干すと、陽性に傾くことも覚えておきたいですね。

調味料、調理法にも陰陽がある

調味料、調理法にも、左表の通り陰陽があります。調味料は大きく甘み（砂糖、みりんなど）、辛味（唐辛子、マスタードなど）、酸味（酢）、塩味（塩、味噌、しょうゆ）に分類されますが、からだを緩める甘さがあるものは陰性、からだを引き締める塩味があるものは陽性になると覚えましょう。味噌、酢、油は種類、作り方によって陰陽が変わります。

味噌は、麹の種類によって豆味噌、麦味噌、米味噌、白味噌と呼ばれ、それぞれ風味、発酵期間が違います。基本的に豆味噌は一番甘みが少なく（陽性）、麦味噌、米味噌の順に甘みが多く（陰性）なります。

穀物酢、果実酢は比較的、陰性な調味料です。ですが、梅干しをつくる時にできる梅酢だけは、穀物酢、果実酢よりも陽性。体調が陰よりの方は酢を使うとさらに陰性になってしまうのですが、梅酢ならいいでしょう。

油は、からだの円滑な機能性を高めるために働くので、質のよい酸化しにくい

調味料と油の陰陽表

タイプ	調味料	油
1 極陰	唐辛子、わさび、マスタード、スパイス(カレー粉、こしょう)、はちみつ、メープルシロップ、砂糖、トマトピューレ	紅花油、サフラン油
2 陰	米酢、バルサミコ酢、りんご酢、果実酢、ハーブ&スパイス(タイム、ローリエ、ローズマリー、セージ、ウコン、にんにく、しょうがなど)、シロップ、黒砂糖、トマトケチャップ	グレープシード油、ひまわり油、コーン油
3 やや陰	スパイス(シナモン)、米飴、甘酒、麹	オリーブ油、米油
4 中庸	くず、昆布だし、しいたけだし	菜種油、麻の実油、亜麻仁油、えごま油
5 やや陽	梅酢、塩麹	ごま油、椿油
6 陽	しょうゆ、味噌、梅干し	バター、ラード、ギー
7 極陽	塩、にがり	卵油

調理法の陰陽表

タイプ	調理法
1 極陰	生、冷凍
2 陰	湯通し、酢漬け、甘煮
3 やや陰	茹でる
4 中庸	蒸す、煮る
5 やや陽	煮詰める、干す、揚げる、炒める、塩麹漬け
6 陽	焼く、味噌漬け、しょうゆ漬け
7 極陽	焦がす、薫製、塩漬け

ものを摂るべきです。摂り過ぎはいけませんが、心臓など筋肉の動き、神経の働きに必要ですから、欠かしてもいけません。紅花油→グレープシード油→オリーブ油、米油→菜種油→ごま油の順に陰性から陽性に向かいます。陰性の野菜にはごま油を用いるなど、中庸になるようバランスをとりたいものです。

では、調理法はどうでしょうか。生→湯通し→茹でる→蒸す、煮る→煮詰める、炒める、揚げる→焼く→焦がすの順に陽性が強くなります。同じ加熱でも、電子レンジや電気調理は強い陰性になります。

毎日、炒めものや揚げものを食べる、生野菜サラダを食べるというのもバランスが崩れますので、調理法にまで気を配っていただきたいものです。中庸にあたる煮もの、蒸しものは、1日1品は取り入れたいですね。

【 足して「8」になるように食べましょう 】

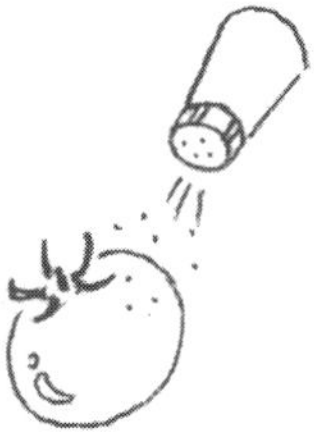

よい例

○ トマト［タイプ1］に塩［タイプ7］をふりかける ＝8

○ 玄米ご飯［タイプ4］とがんもどきの煮物［タイプ4］を食べる ＝8

○ 陰［タイプ2］の人がコーヒー［タイプ1］をやめて、
チコリティー［タイプ6］を飲む ＝8

○ やや陽［タイプ5］の人がりんごや白菜［タイプ3］を食べる ＝8

○ 海魚［タイプ5］に大根おろし［タイプ3］を添える ＝8

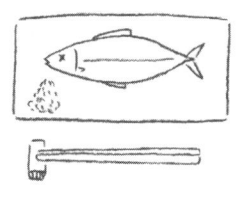

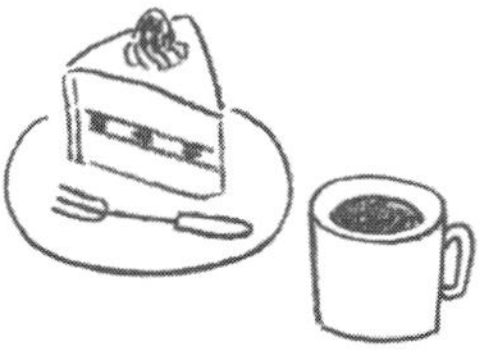

悪い例

● 陰タイプの人がケーキ［タイプ2］とコーヒー［タイプ1］を食べる
→陰になり過ぎる

● 陽タイプの人が肉［タイプ7］を焼き［タイプ6］、
塩［タイプ7］で食べる →陽になり過ぎる

＊食べるなら、こしょう［タイプ1］などスパイスで味付けし、
生野菜［タイプ1〜2］を添えてバランスをとる

ご飯とおかずの割合の決め方

忘れてはならないのが、主食（玄米ご飯や穀類）と副食の分量にも「8」の方程式があるということ。主食と副食の割合を変えるだけで陰陽調整ができます。

基本的に主食と副食の割合は主食6に対して副食4とお伝えしましたが（26ページ参照）、これは健康体（中庸）である場合の話。体調が陰性ならば、からだを陽にもっていきたい、からだを締めたいわけですから、主食となる穀物を7割～9割に増やしていきます。逆に体調が陽性ならば、主食を5割～1割程度に減らし、副食の割合を増やしていきます。硬くなったからだを緩めたいとき、リラックスしたいときは副食が多いほうがいいのです。

8の方程式で表すなら、体調がタイプ1の人は「主食7：副食1」、2は「主6：副2」、3は「主5：副3」、5は「主3：副5」、6は「主2：副6」、7は「主1：副7」と覚えます。

陰陽の調整で「なりたい自分」を演出しましょう

体調の不調だけでなく、心が弱ったときも「食の方程式」を上手に活用しましょう。なんとなく落ち込み気味だったり、鬱々とした気分のとき、からだは陰に傾いているもの。反対に、イライラして怒りっぽい状態は、からだが陽に傾いていると考えられます。次に、7つのタイプ別にメンタルをコントロールするための簡単なレシピや食べ方をご紹介します。

頑張りたいとき

「頑張りたいのに頑張りがきかない」というのは、タイプ1、2、3の陰の人に多くなります。タイプ4～7の人は行動力があるので、なにもしなくてもある程度は頑張れるのです。タイプ1、2、3の人におすすめしたいのが、黒ごまドリンクです。

すり鉢ですった黒ごまと水を鍋に入れて火にかけ、塩とほんの少しの甘みを加え、くずでとろみをつけます。陽である黒ごまが作用して、パワーが出ますよ。

集中したいとき

血管がだれている（陰）状態では、なかなか集中ができないものです。ここぞというときに一瞬ギュギュッと集中したいときは、梅醤番茶《うめしょうばんちゃ》です。カップにつぶした梅干し、しょうゆ、しょうがの搾り汁を加え、最後に煮出した番茶を注ぎ入れます。梅干し、しょうが、番茶はすべてアルカリ性。酸性の血液を短時間でアルカリ性に戻し、すばやく体内を巡ることで、集中力をアップしてくれます。

リラックスしたいとき

張りつめていた緊張をといて、心身ともに息を抜く時間も時には必要でしょう。タイプ3、4の人は適度にリラックスするのが得意ですね。タイプ6、7の人はパワーがあり余っているので、リラックスするのが苦手な方が多いのではないでしょうか。塩を減らし、からだを緩めるもの、たとえば果物を食べるといいでしょう。甘いものを摂りたいときは、干し柿やレーズンなどドライフルーツ、さつまいも、甘酒がいいでしょう。

落ち込んでいるとき

体調を問わず、落ち込んだときは香りのいいお茶を飲んで、気分を変えましょう。自分のタイプに合うお茶（66ページの表参照）に、ゆずやハーブなど癒し効果のある食材の香りをプラスして、自分だけのレシピを見つけましょう。

第2章

「養生食」を知る

食事の基本は「ご飯と味噌汁」

ここからは普段、どのような食事を心がけるべきかについてお話ししていきたいと思います。

日常の食事において、ベースとしてほしい基本食は「ご飯と味噌汁」です。主食になる穀類の中で、米は特に優れた栄養を持ちます。ナトリウム、カリウムのバランス、消化、甘さなど、どの点においても中庸の状態にあり、基本的にはどのタイプの人にも合います。小麦やとうもろこしはタイプ3（やや陰）の穀物で、米よりはからだを冷やすほうですから、基本的にはからだがカッカと燃えているような、締まり気味の体調の人（欧米人）に合います。日本人はどちらかというと陰性タイプの人が多いですから、欧米人のようにパンやパスタなどを主食にしていると、陰に傾き過ぎてしまいます。また、日本では昔から米以外に粟やひえ、きびなどの雑穀を主食としていましたが、これらはタイプ5（やや陽）の食材で、陰よりの日本人にはぴったり。その土地で育つ穀物を主食にすることが、いかに自然な営みであるかが、一目瞭然ですね。

玄米、または雑穀米を主食に

主食の米は、白米よりもブラウンライス、「玄米」を強くおすすめします。

玄米は中庸であるとともに、極めて栄養価に優れた「完全食」です。そして一番シンプルな食養生のかたちが「玄米食」です。私のもとにはさまざまな悩みを抱えた人が相談に来られますが、まずは普段のご家庭での主食を「玄米」に替えることを提案します。それだけで、体調が上向きになる人も少なくありません。

玄米は、収穫した米から籾殻のみを除いた状態の米です。そこからさらに外皮、胚芽の部分を取り除くと白米になりますが、白米にない胚芽・外皮の部分にこそ玄米の価値があります。胚芽には、生命に必要なビタミンやミネラルが多く含まれ、外皮に含まれる繊維質は体内を掃除し、米自体の劣化を防ぐ役割も果たします。

また、白米にくらべて玄米がより完全な生命体であることは、土に蒔いたり、水に浸すと芽を出すということからも明らかで、この点がもっとも大きな違いといえます。

どうしても玄米が苦手という場合は、白米に雑穀(ひえ、粟、きび、赤米、黒米など)をブレンドした雑穀ご飯にします。白米にない栄養をカバーする形です。

なお、完全食といわれる玄米に欠けている栄養素に必須アミノ酸の一部とカルシウムがあります。これは、味噌汁から摂取できます。玄米と具沢山の味噌汁さえ食べていれば、からだに必要な栄養は満たされるのです。

とはいっても、玄米は「硬い」「食べにくい」「おいしくない」といった印象を持つ方もいらっしゃるでしょう。ご家族から「苦手」といわれる方もいるようですね。それはきっと炊き方に問題があると思います。きちんと炊けた玄米は柔らかく、噛むごとに味わい深いおいしさがあります。ここでは土鍋での玄米の炊き方をご紹介しますので、ぜひマスターして、玄米を毎日の食卓の基本に据えていただきたいと思います。

【 基本の玄米の炊き方 】

材料〔 4人分 〕 ※1合＝180mℓ

玄米（無農薬のもの）……2合

水 ……450mℓ ※米の約20～30％増しが目安。米の状態、鍋によって水分量は調整を

塩 ……ひとつまみ ※米の重量の0.5％が目安

1 バットなどに玄米を広げ、籾殻や割れた米、変色した米を取り除く。

＊これらが交ざった状態で炊くと食味や食感が落ちてしまいます。

2 玄米をボウルに入れ、かぶる程度の水を注ぎ、2～3回かき混ぜて水を捨てる。もう一度水を張り、米を両手にはさんで手をこすり合わせるように「おがみ洗い」をする。水がにごったら水を捨てる。これを2～3回くり返す。

＊力を入れてゴシゴシ洗う必要はありません。やさしくていねいに洗いましょう。汚れ具合によっては洗う回数を増やします。

3 2をザルにあげて水気を切り、土鍋に入れて分量の水を張り一晩（8時間～）ほど浸水させる。夏場は3～5時間でよい。

＊吸水させる水はできるだけきれいな水を使います。

4 塩を加えてかき混ぜて溶かす。土鍋の蓋をせずに中強火にかける。ブクブクと沸いてきたら、蓋をする。蓋穴や鍋のふちから蒸気があがってきたら1分ほどそのままキープし、火を弱火にして35分～1時間炊く。炊き上がり頃には蓋の穴から出ていた蒸気が弱まり、鍋のふちからブクブクと出ていた泡がおさまってくるので、そこで火を止める。

＊最初に沸騰させることでアクを飛ばします。

＊炊飯時間は火加減や鍋の種類によって変わるため、炊き上がりの状態を目で見て確認し最適な時間を選んでください。内蓋のある土鍋の場合は35～40分で比較的もっちりと炊き上がります。一般的な土鍋の場合は40分～1時間くらいかけて炊きます。

5 火からおろし、10～15分ほど蒸らす。蓋を取り、しゃもじでふんわりとほぐすように天地を返す。

＊鍋の上下でお米の比重が多少違うため、上下を返して平均化します。

＊残ったら、炊きたての蒸気の滴でご飯が水っぽくならないよう、布巾をかけて蓋をするか吸湿性のあるおひつなどに移すとよいでしょう。

玄米が苦手なのは
からだが陽性に傾いているから

人によっては、玄米が重い、と感じられ食べられないことがあります。肉食が好きな人や、濃い味が好きな人も玄米を好まない傾向があります。これは、からだが陽性にあるから。実際非常に元気過ぎる人、タイプ6（陽）やタイプ7（極陽）の人は、玄米が食べられないといいます。その場合、無理をして食べる必要はありません。からだの状態としては、玄米より陰性の小麦食（うどんやパスタなど）のほうが合っているといえます。

ただしそれでよしとせず、肉や魚を控える、塩分を控える、生野菜を摂る、という心がけで、少しずつ中庸に近づけていくことが肝心です。バランスがとれてくると、不思議と玄米をおいしく感じられるようになります。

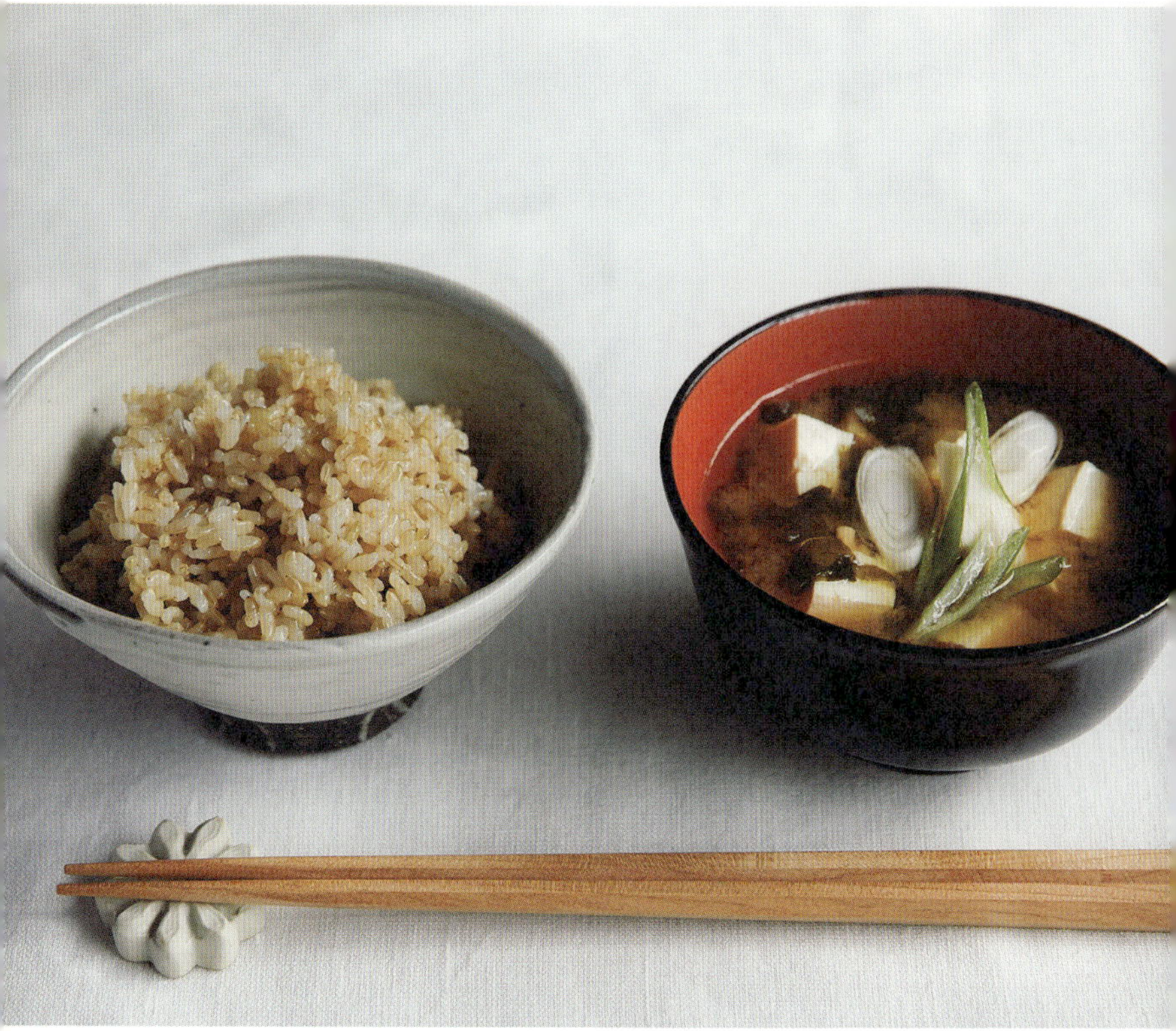

毎朝飲みたい、味噌汁

基本食のもうひとつの主役が味噌汁です。

若い方のなかには、朝ご飯にスムージーを飲むのがスタイルになっている方も多いようですが、起きぬけの、9～10時間何も食べていない胃に冷たいジュースの類を摂るのは、からだが充血しているタイプの人（極陽の人）以外にはからだを冷やしすぎることになります。また朝食に好まれる牛乳も、たとえ温めたとしても乳製品を消化する酵素がない人にとっては消化不良を起こすことになります。

そこで、飲んでいただきたいのが味噌汁です。味噌は大豆、麴、塩が時間をかけて発酵し、酵素を含んだ健康にいいペーストです。味噌は、調味料の中では陽よりの食材ですので、味噌汁は陰よりの日本人には適した飲み物です。だしで季節の野菜を煮て味噌を溶いた味噌汁は、からだを温めながら胃にやさしくしみ渡る、最高の滋養スープといえます。

「だし」は偉大

味噌汁はもちろん、煮物、和え物など和食に欠かせないだし。日本人にとってだしのなかに感じる旨味はなじみ深い味ですが、これはアメリカやヨーロッパにはないもの。甘味・酸味・塩味・苦味は英語にできますが、だしのまろやかな風味やコクを表す「旨味」だけは、該当する英単語がないのです。

さて味噌汁のほか、日常的に料理に使うだしについてですが、いずれも中庸にあたる、昆布だしとしいたけだしを基本にするとよいでしょう。

昆布からは、どんな体質の人にも合い、和食以外にポタージュなどの洋食まで幅広く使えるだしがとれます。昆布のだしにはグルタミン酸という旨味成分が含まれ、からだに必要なミネラルも豊富です。

干ししいたけは、もともと陰性の強い生しいたけを日に干すことで陽性が強まり、中庸になります。その干ししいたけを水に戻してつくるしいたけだしは、旨味成分のグアニル酸が増加し、ビタミンDも豊富に。市販品で天日干しでないものは、かさのひだの部分を太陽に当てて「自家干し」をするといいでしょう。しいたけだしは、動物性食品をよく食べる人に好まれる傾向があります。

この2つのだしを、昆布だしを多めに、しいたけだしを合わせるようにブレンドして味噌汁に使うと、旨味が重なりあってより深い味わいになります。

動物性のだしは陽に傾く

昆布や干ししいたけの植物性のだし以外に、かつお節でとるかつおだしや、煮干しからとるいりこだしがありますが、これらは動物性で、陽性が強くなります。たまに口にするのはいいですが、毎日となるとバランスがとりにくくなるため、おすすめはしません。玉ねぎやにんじん、キャベツなどの野菜、豆、干し野菜や干しきのこなどからも旨味の濃いだしをとることができるので、それらを上手に取り入れてみるのもよいでしょう。

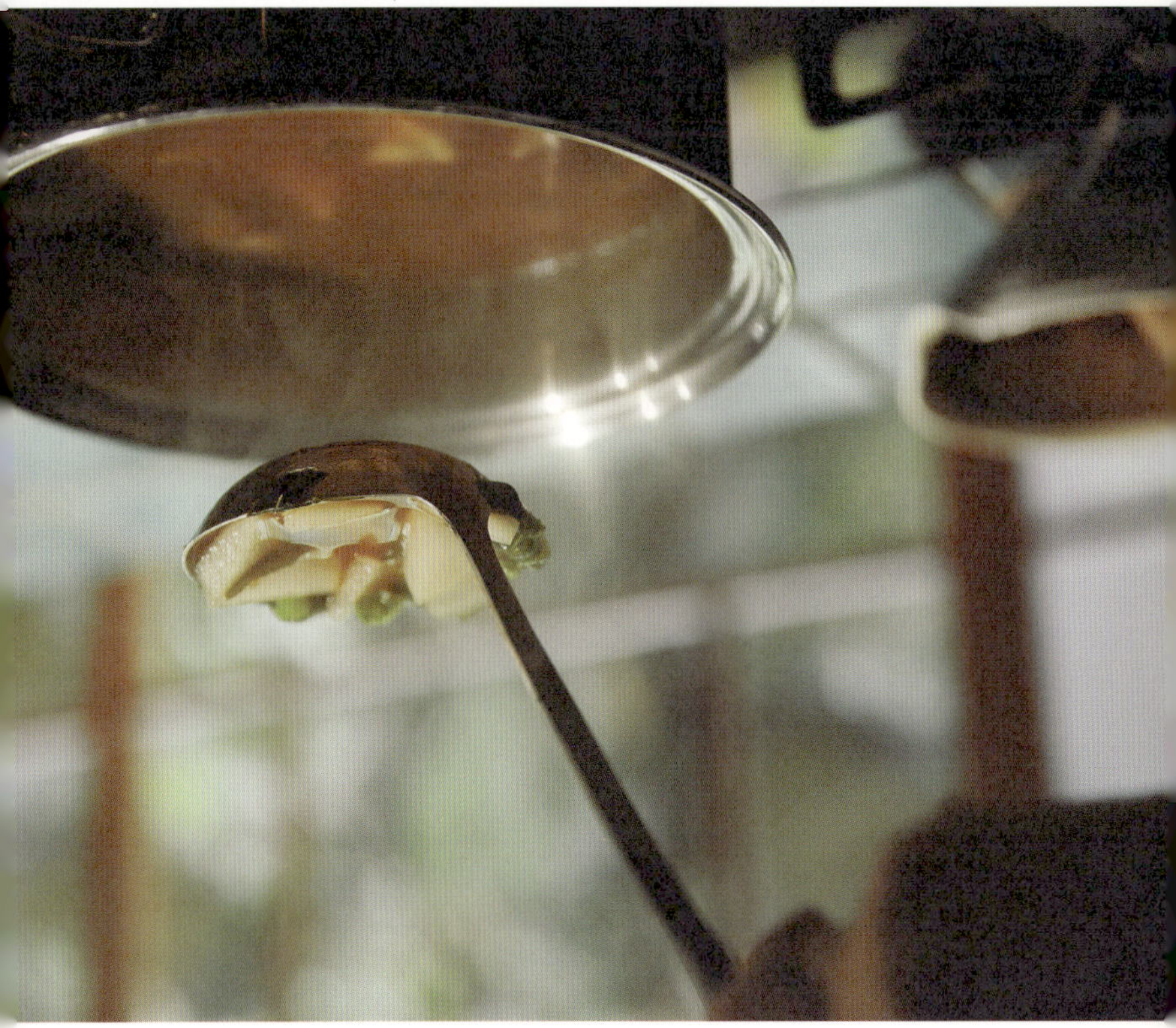

【 昆布だしのとり方 】

材料〔４人分〕

昆布5cm角 ……1枚

水 ……１ℓ

◎水出しの場合（すまし汁、だしのすっきりとした旨味を味わう料理など）

1 乾いた布巾で昆布表面の汚れをふく。
白い粉は旨味成分なのでふきすぎない。

2 1を水に浸して6～7時間ほど置く。

◎煮出す場合（味噌汁、煮物など）

1 鍋にふいた昆布と水を入れ、弱めの中火にかける。

＊水出し後の昆布を使ってもよい。

2 昆布表面と鍋肌に小さい気泡が出てきたら、味見する。
しっかりだしが出ていれば火からおろして10分ほど置き、昆布を取り出す。

＊だしをとった後の昆布は刻んで煮物や佃煮などに使うことができます。

【 しいたけだしのとり方 】

材料〔４人分〕

干ししいたけ ……２～３個

水 ……１ℓ

1 乾いた布巾で干ししいたけ表面の汚れをふく。

2 1を水に浸して2～3時間ほど置く。低温（10℃以下）で浸出させるとよい。

3 鍋に2を入れて中火にかけ、沸く手前で弱火にし2～3分煮る。

陰陽味噌汁のすすめ

味噌汁は、その季節に必要なたんぱく質、塩分、酵素、水分、エネルギー、ビタミン、ミネラルを一度に摂れる、大変効率のいい一品です。これは日本の食の宝。西洋のスープストックなどはとても手間がかかりますが、だしは簡単に旨味の詰まったスープがとれます。ぜひ見直して、もっと普段の食卓に取り入れていただきたいと思います。

そこで、提案するのが陰陽味噌汁です。だし、味噌、具材を変化させて、7タイプの体調に合った薬膳スープとして機能させたものです。

だし（昆布だし、しいたけだし）は中庸にあたりますが、2つをくらべると、昆布だしのほうがしいたけだしより陽性で、しいたけだしは昆布だしより陰性です。この特性から、タイプ1（極陰）の人は2つのだしをブレンドせず、昆布だしのみの味噌汁を食べるのが望ましく、逆にタイプ7（極陽）の人はしいたけだしのみの

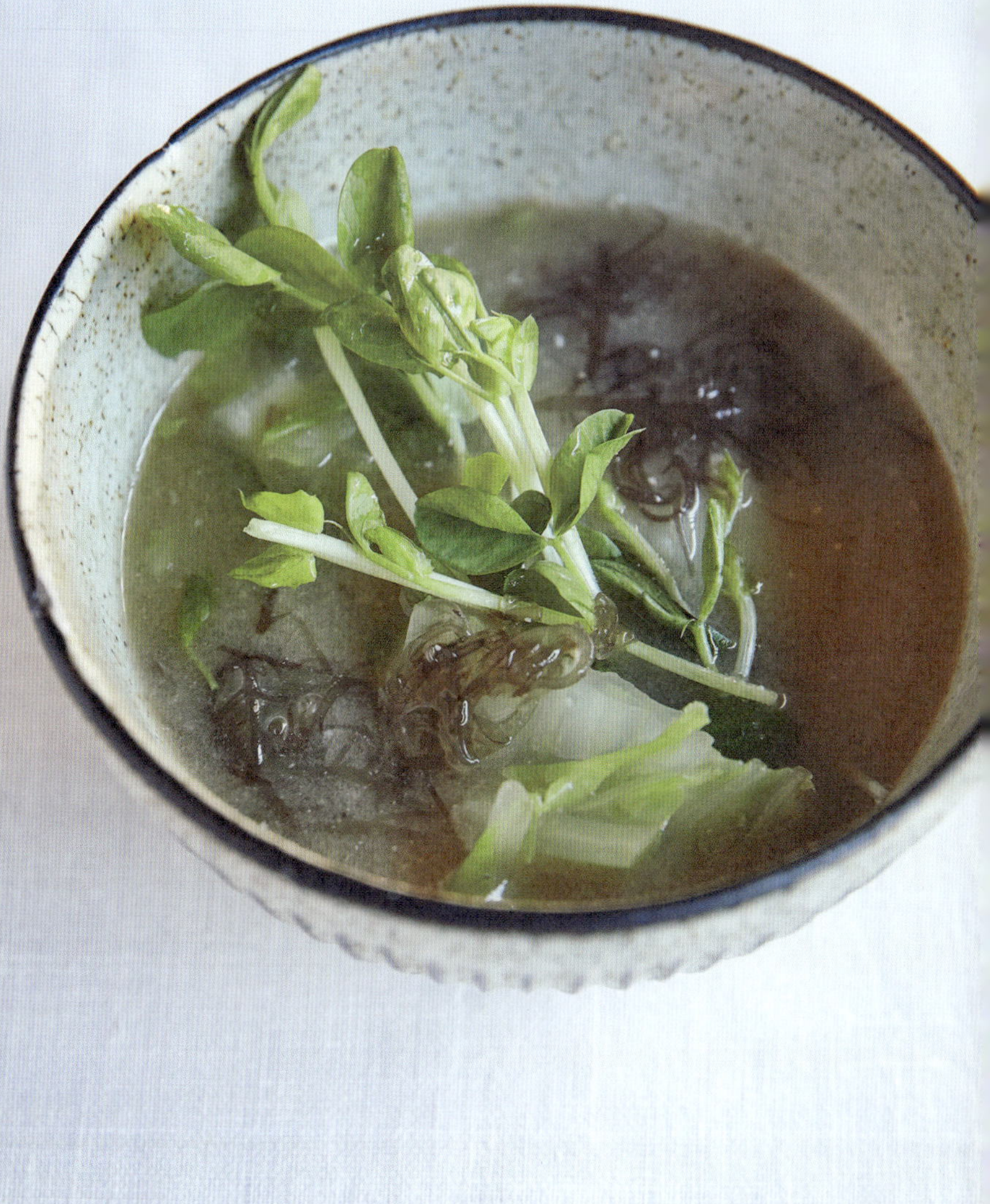

タイプ6（陽）の人向けの、タイプ2の味噌汁。豆苗をはじめ、貝割れ菜などスプラウトをのせます。

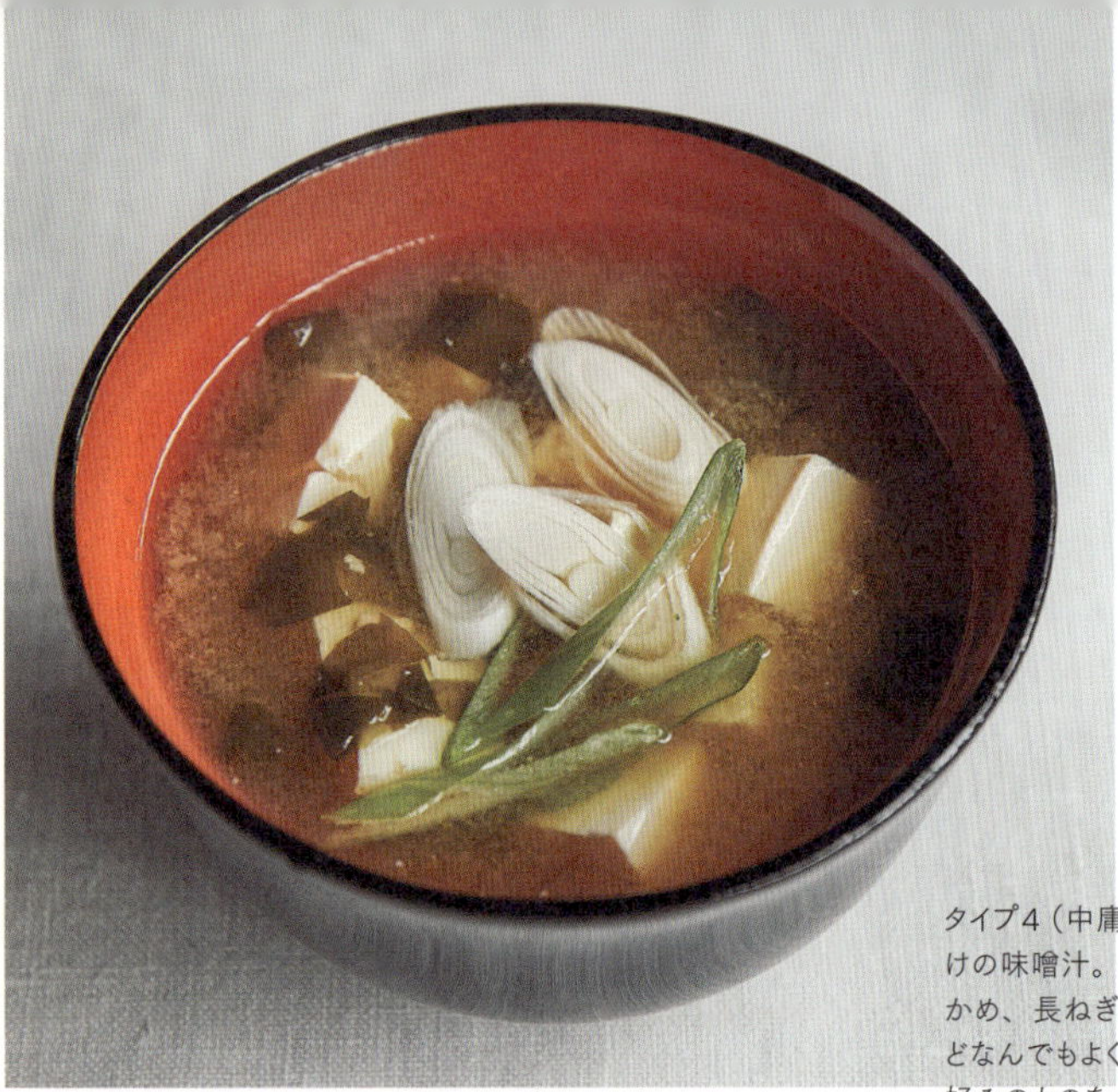

タイプ4（中庸）の人向けの味噌汁。具材はわかめ、長ねぎ、豆腐などなんでもよく、味噌も好みのものを。

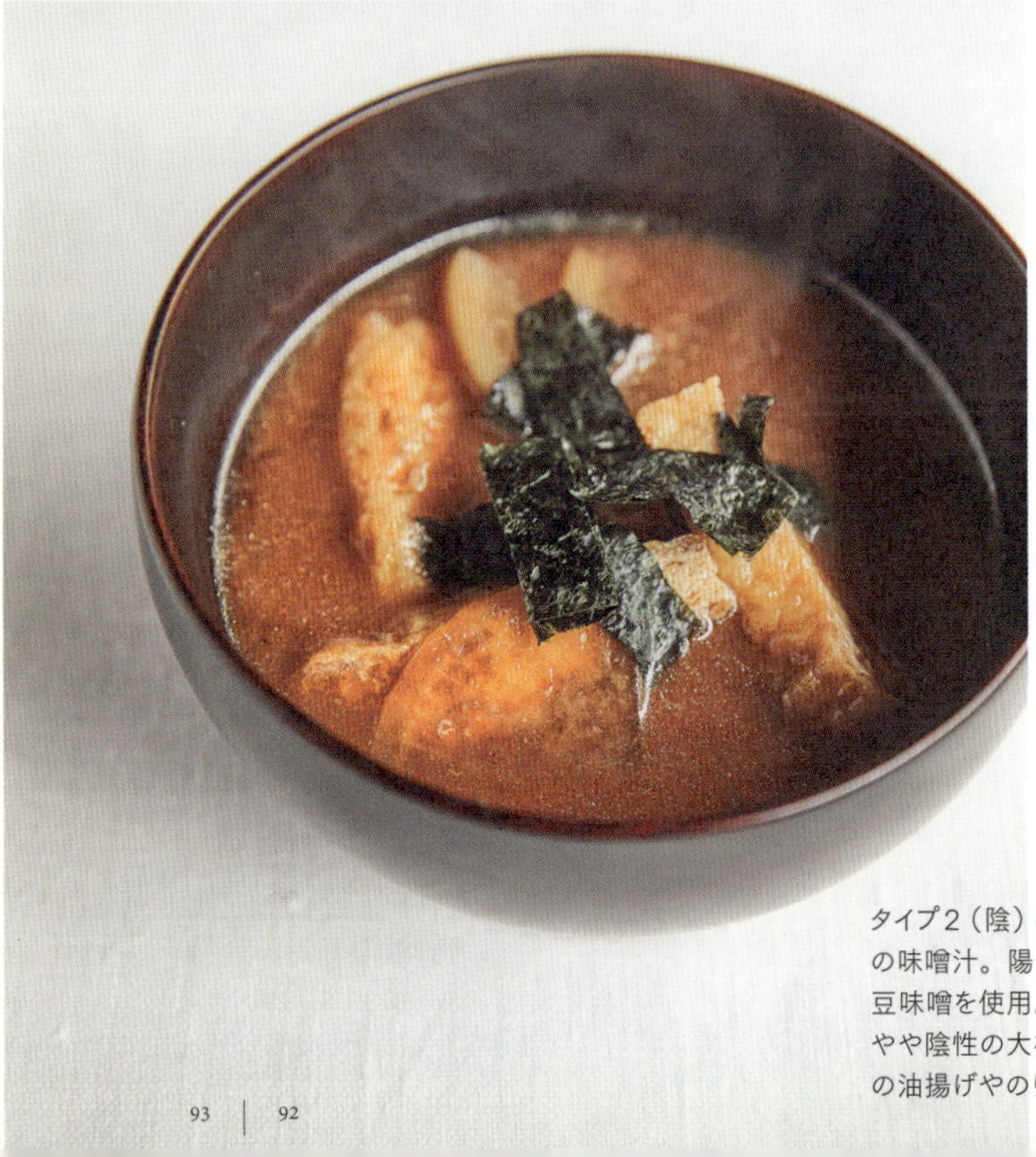

タイプ2（陰）の人向けの味噌汁。陽性が強い豆味噌を使用。具材はやや陰性の大根、中庸の油揚げやのりを。

味噌汁が合っています。

同様に味噌も、豆味噌が一番陽性で、麦味噌、米味噌と続き、白味噌は一番陰性です。これには熟成期間や塩分濃度が影響します。甘い味噌ほど陰性、と覚えておくといいでしょう。

こうした、だしと味噌の陰陽に従うと、タイプ1（極陰）の人は昆布だし＋豆味噌の味噌汁が合うというわけです。具材も、ごぼう、山いも、焼きわかめなど陽性の具材を入れて、精力と元気を養うような味噌汁がおすすめです。また、タイプ7（極陽）の人には、しいたけだし＋白味噌に、じゃがいもやなすなど、陰性の野菜を入れるといいでしょう。もやしや豆苗もよく、これらはさっと茹でるぐらい、生に近い状態（そのほうが陰性が強まる）でよいぐらいです。次に、極陰から極陽まで7タイプ別のレシピを紹介しますので、ぜひお試しください。

【 基本の味噌汁のつくり方 】

材料

1人前につき、だし180mℓに対して味噌10gが目安

1 だしを煮立てて食べやすい大きさに切った具材を入れて煮る。
最後に味噌を溶いて火を止める。

＊味噌は自然塩を使ってつくられた天然醸造の味噌を使いましょう。
＊味噌を溶き入れるときに、すり鉢とすりこぎで味噌をすりつぶし、少量のだしで溶かしてから鍋に入れると酵素が生きて、味噌の旨味が引き出されます。
＊味噌は具にしっかりと火が通った後、仕上げる直前に溶き入れます。
味噌を入れてから煮立たせると味噌の香りが飛び酵素が失活してしまいます。

陰陽7タイプの味噌汁

タイプ	だし	具材	味噌
1 極陰の味噌汁（極陽の人に効く）	しいたけだし	じゃがいも、なす、もやし、豆苗（ほぼ生でよい）、豆乳を加えてもよい	白味噌（10g）
2 陰の味噌汁（陽の人に効く）	しいたけだし（＋昆布だしを少し）	白菜、豆苗、ふのり	米味噌（10g）
3 やや陰の味噌汁（やや陽の人に効く）	しいたけだし（＋昆布だしを少し）	里いも、小松菜	米味噌（5g）＋麦味噌（5g）
4 中庸の味噌汁（健康な人に）	好みのだし	わかめ、長ねぎ、豆腐ほかなんでもよい	好きな味噌
5 やや陽の味噌汁（やや陰の人に効く）	昆布だし（＋しいたけだしを少し）	きくいも、かぼちゃ、かぶ、お麩	豆味噌（5g）＋麦味噌（5g）
6 陽の味噌汁（陰の人に効く）	昆布だし（＋しいたけだしを少し）	油揚げ、大根、焼きのり	豆味噌（10g）
7 極陽の味噌汁（極陰の人に効く）	昆布だし	ごぼう、山いも、焼きわかめ	豆味噌（15g）※多めに摂る

季節の味噌汁アレンジ

味噌汁は、旬の野菜を取り入れやすいという点も大きな強みです。だしと味噌の陰陽特性は理解しながらも、ぜひ滋養溢れる季節の食材を積極的に取り入れて体調を整えていただきたいと思います。

◎春はアレルギー対策の味噌汁

春から夏には、よもぎや菜の花といった春野菜を味噌汁にしましょう。冬の寒さに耐え、春に地面から顔をのぞかせる新芽は再生エネルギーが旺盛ですから、私たちの体調に呼応して生命を刺激してくれたり、古い細胞の再生を促してからだをデトックスしてくれる助っ人といえます。また、春先に吹き出物や肌荒れに悩まされる人は、大根、ごぼうを具材にし麦味噌を溶いた「アレルギー対策の味噌汁」をどうぞ。

◎夏は水分補給しながら夏バテを防止する味噌汁

夏はからだに水分を与え、発汗、利尿など水分代謝が活発になるものが好ましいでしょう。きゅうり、ズッキーニなどの瓜類、さやえんどうやスナップえんどうなどの若い豆類は、暑さで火照ったからだの体温調節もしてくれます。この時期、暑さで息切れするほど過ごしにくいと感じるような夏バテには、ズッキーニやじゃがいも、わかめを具材にし、米味噌を溶いた「夏に負けない味噌汁」をいただきましょう。

◎秋は夏の疲れを癒す味噌汁

夏から秋にかけては、水分の摂り過ぎに注意します。かぼちゃや里いも、さつまいも、山いも、れんこんといった秋野菜で味噌汁をつくり、夏に消耗した体力を取り戻していきます。「秋の実りの味噌汁」はからだを温め、急に冷え込むこの季節の体調をバックアップしてくれます。

◎冬はからだを強くする味噌汁

冬場は、大根、かぶ、白菜、小松菜、長ねぎ、にんじん、ごぼう、しょうが、豆腐、高野豆腐、麩、わかめ、のりなどの具材が、寒さに負けないからだをつくってくれます。またこの季節、寒さを強く感じ、抵抗力が落ちてきたというときなどは、山いも、長ねぎ、わかめ、油揚げを具材に、豆味噌を溶いた「エネルギーを高める味噌汁」で、からだを強化していきましょう。

すべてをいただく、「一物全体」について

穀物を精製せず、野菜も皮をむかず丸ごと食べたほうがよいというのには、理由があります。そのほうが栄養価が高い、というのはもちろんですが、「一物全体」という考え方が根底にあります。

たとえば、長ねぎの青い所と白い所。ねぎは全体があって、初めてねぎの命を保っています。白い部分はねぎの一部分でしかありませんね。一本全体で食べることで、ねぎの全てが摂れます。魚でも、身だけを食べるのと頭や尾も食べるのとは違います。魚全体のバランスを摂りたければ、丸ごと一匹がよいということです。

自然界のすべてのものに陰陽があり、ひとつの生命体の中で陰陽バランスが保たれています。その生命をいただく私たちは、できるだけ部分でなく全体を摂るほうが、効率よく陰陽のバランスをとることができるわけです。

野菜の力をもっと知りましょう

薬草のふるさと、奈良の宇陀の近くで暮らすようになり、なんでもない散歩道や田畑の畦《あぜ》に多くの薬草が年中生えていることに感動したものでした。薬草というと漢方をイメージして、とっつきにくい印象があるかもしれませんが、ここでいう薬草とは、ローズマリーやタイム、よもぎや菜の花のこと。奈良では、大和《やまと》当帰《とうき》といった薬草もよく見かけます。

また、大根、にんじん、ごぼう、れんこん、長ねぎなど、生命力の強い野菜も薬草のひとつです。どれも、日常になじみのあるものばかりですね。これらには次で紹介するように多様な薬効があって、私たちの健康を支えてくれています。まるで、大きな自然の薬局。意識をしていませんが、私たちは野菜、薬草というドクターに囲まれて暮らしているのです。

大根

ジアスターゼという酵素を含み、消化を助けてくれます。発熱時や胃もたれのときは、白湯やしょうゆ番茶（番茶に少量のしょうゆを入れたもの）に大根おろしを加えて飲みましょう。タイプ1の人は、大根おろしにして生ではなく味噌汁に入れて、タイプ2、3の人は大根ステーキやふろふき大根に、タイプ5、6、7の人は生のままサラダとして食べるといいでしょう。

ごぼう

繊維質が豊富で、腸の汚れをからめとって排出してくれるごぼう。吹き出物、アレルギー、じんましんを緩和します。炒める、煮るなどすればどの体調の人にも合いますが、ごぼうのパワーをすぐに取り入れたいなら、10センチほど皮付きのままですりおろして、少ししょうゆを加えて食べるといいでしょう。

れんこん

粘膜を強くし、肺、喉をきれいにしてくれるれんこん。よく炒める、煮るなどして火を通してから食べましょう。乾いた陽性の咳には、生のまますりおろしてお湯と一緒に飲みましょう。タンがからむような陰性の咳には、塩を入れて飲みます。

にんじん

体内でビタミンAになるカロテンを多く含み、血液、皮膚、目を強くするにんじん。特にタイプ1から4の人にはおすすめです。塩でもむ、乾煎りしてグラッセにする、蒸すなどして火を通しましょう。生のまま食べるときは、消化時にビタミンCが奪われてしまうので、レモン果汁をプラスするといいですね。

里いも

里いもにはデトックスを促す作用があり、これが熱、腫れ、火傷など、さまざまな不調を和げてくれます。食べるのはもちろんですが、里いも湿布（皮をむいた里いもをすりおろし、小麦粉と練って耳たぶほどの柔らかさにしたものをガーゼで包んだもの）にして患部に貼ると、どんどん熱を吸い取ってくれますよ。

キャベツ、ケール、白菜、かぶ、ブロッコリー、カリフラワー

頭痛、熱を取る、抗がん作用など、様々な薬効があります。タイプ1、2、3の人は炒める、煮る、ポタージュにして。タイプ4、5、6の人はさっと茹でるか、生のままで食べるといいでしょう。

ねぎ

殺菌力が強く、どのような体質の人にも合います。生で食べるのが一番殺菌力があり、薬味としてたっぷり食べるといいでしょう。タイプ1の人は、こんがりと焼いたねぎを味噌汁にして食べるとさらにいいでしょう。

症状別

養生食の手引き

症状①

冷え

冷えは、血行不良が原因でからだの末端にまで血が届かない状態から起こります。筋肉が少なく、血を送り出すパワーが不足している女性に多くみられる症状です。血行不良は、からだが緩んで起きるもの(①)と、からだが硬化して起きるもの(②)の2種類があります。①は、からだ全体が弛緩しているために(陰性が強い)、血管が緩み、血液の濃度が薄い貧血タイプ。②は、からだが締まり過ぎていて(陽性が強い)、血管が細くなり、血液も凝縮され濃くなり過ぎているために流れが悪くなっているタイプです。①の人は虚弱体質の傾向があり、②の場合は痩せて締まっているのに冷えを感じるケースです。

処方せん

①は水分過多に注意し、生野菜や甘いものを控えます。血を濃くする色の濃い食べもの(小豆、にんじん、小松菜、味噌など)を食べて。②は塩分を薄くして、生野菜や水分を十分に摂るようにすると解消に向かいます。

症状②

アトピー性皮膚炎

からだに適応しないもの(農薬、遺伝子組み換え食品、食品添加物、動物性食品など)、あるいはからだに合わない物質(埃、花粉、化学繊維など)にからだが反応し、皮膚が炎症を起こしている状態です。

処方せん

まず、この原因物質を避けることが先決。さらに徹底的に自然の食材にこだわる必要があります。うっかり間違って取り込んでしまい反応が出てしまった時、解毒するためには番茶で皮膚を洗います。また大根おろしを食べて胃を、ごぼうのおろしたものを食べて腸を洗います。皮膚の修復には、にんじんやレモンを摂ります。日頃のおかずにおすすめなのがごぼう、にんじん、大根のきんぴらなど。にんじんのポタージュもいいでしょう。

症状③

ぜんそく

からだに必要としないものを多く摂っていると、からだはそれを吐き出そうとします。それが咳になります。まず、動物性たんぱく質(肉、魚、卵など)をからだが要求する以上に摂っていないか、振り返ってみましょう。

処方せん

たんぱく質を摂るときはよく消化するよう、たんぱく質の消化剤になる野菜とセットで食べることです。まずは過去によく食べたものの消化剤にあたる野菜を多く摂るようにします。肉をよく食べる人は玉ねぎ、じゃがいも、セロリ、にんにく、しょうが、酢の物などを。魚をよく食べる人は大根おろし、わさび、しょうが、みょうが、長ねぎを。卵をよく食べる人はしいたけ、きのこ類、れんこん、酢の物を。また、粘膜を強くするため、れんこんをよく摂るようにします。黒豆や、金柑などの柑橘類も敏感になった粘膜に作用して症状を和らげます。

症状④

花粉症

花粉のせいもありますが、春の花粉症は肝臓の働きが活発になり、冬の間にたまっていた老廃物が一気に吹き出しているような状態とも考えられます。秋の花粉症は、夏の間にからだが冷えていたり、水分を摂り過ぎたりして抗体が弱っているせいかもしれません。対策は、粘膜を丈夫にし、抗体を強めることを意識します。

処方せん

外出時はマスクをし、帰ったらよく顔を洗ってうがいをし、塩番茶（番茶に塩を入れたもの）で目や鼻を洗います。食事は水分、甘いもの、果物、ジュースを控え、いつもより塩気を増した料理とします。粘膜のダメージを癒し、補強してくれる食材にはれんこん、大根、梅干し、昆布などがあります。お茶は塩番茶を飲みます。春はデトックスを促すため、菜の花やよもぎなど、春の野草の力を借りるとよいでしょう。秋の花粉症は夏に摂り過ぎた水分、冷たいもの、果物が災いしている場合もあります。立秋に入った頃から控え、秋の用意をしましょう。

症状⑤

食物アレルギー

多くは小麦粉、大豆製品、卵、魚などにからだが反応している状態です。小麦といっても原種のままの古代小麦のようなものならば、問題はほとんど起きないようです。遺伝子組み換えや農薬を使ったものは小麦の成分とは別のものに反応が出ていると考えられます。大豆の場合も同じです。まず自分の食べているものが自然のものであるかどうか、からだを阻害するものを食べていないかをチェックしてみましょう。

処方せん

原因が特定できれば、それを止める、替えるなどで問題は解決します。さらにからだの掃除、腸をきれいにしていきます。それにはごぼうです。ごぼうは皮つきのまま(アクごと)10センチくらいおろして、大根おろしと同じようにしょうゆを少したらして食べます。

症状⑥

風邪

熱が出るタイプの風邪（①）はからだが炎症を起こしている状態。主にお腹の炎症が原因と考えられます。寒気がして震え、咳が出る場合（②）はウイルスや菌のせいかもしれません。

処方せん

①はたっぷりの大根おろしに番茶をそそいで、少しのしょうゆをたらしていただきます。また熱の原因が動物性たんぱく質の食べ過ぎと思えたら、玉ねぎやりんごをたっぷり摂るのもいいでしょう。②の風邪は、豆味噌をフライパンで焼き、熱々の番茶で溶かし、刻んだ長ねぎ（白いところ）をたっぷり入れて飲み、暖かくして寝ます。熱もあり鼻水も出る、またはどちらの風邪にあたるかわからないときは「しだれスープ」です。干ししいたけ2個を水3カップにつけて戻し、大根（1センチ厚さ2切れ）、れんこん（1センチ厚さ2切れ）を加えて煮て、水分が2カップぐらいになるまで煮詰め、少々のしょうゆで味をつけて完成。温かい汁をいただいて十分に寝ます。

症状⑦

頭痛

頭痛が起きる原因の大半は、頭の血管に血液がうまく流れないことです。特に、頭は毛細血管が集まる場所。血管が緩むと周囲の神経を刺激することで片頭痛が起こります。頭痛が頻繁に起きるのは、頭からのSOSのサイン。痛み止めに頼らず、根本的治癒を目指しましょう。

処方せん

おでこのあたりが痛い場合は、糖分の摂り過ぎが考えられます。日常的に果物や甘いものを食べているようなら、しばらくやめてみましょう。アルコール飲料も糖分が多いため、お酒も控えましょう。後頭部が痛いようなら、動物性の脂の摂り過ぎが影響しているかもしれません。肉、乳製品、加工品は控えましょう。痛みを感じる場所に、生キャベツの葉っぱ、里いも湿布（103ページ参照）を貼ると、熱と老廃物を吸収してくれ、痛みが緩和されるでしょう。

症状⑧

倦怠感

すぐに疲れる、疲れがなかなか取れない、やる気が薄れてきた、というときは、まぶたの裏を見てみましょう。色が薄くなっているようなら、貧血気味かもしれません(①)。逆に充血していて真っ赤、からだが凝り固まっているような状態は、からだが陽性になっているせいで疲れを感じているのかもしれません(②)。

処方せん

①の血が薄くなっている場合は甘いもの、コーヒー、アルコールを控えます。主食は玄米にし、副菜として緑黄色野菜(にんじん、ブロッコリー、小松菜、かぼちゃ)、小豆、海藻を摂るようにします。漬物にはたくあんを。②の場合は、水分をしっかり摂るようにし、夕食は抜いてもいいぐらいです。主食はうどんやそうめんなどを。副菜にはきのこ類や酢の物、おひたし、サラダなどを添えます。好みの野菜とスプラウト(貝割れ大根など)で作った自家製ミックスジュースを飲むと、てきめんに凝りは緩み元気が出ます。

症状⑨

下痢

下痢は便が水っぽいまま、未消化のまま出てしまう症状です。慢性的な場合は、腸の緩みなどで便が硬くならないのが主な原因。そのほか、便の色が白っぽく、ぐったりするような下痢は、食べたものをからだが受け入れたくない、合わないと認識して即出してしまう一時的な反応でも起きます。

処方せん

胃腸の調整には、くずスープが最適です。水1カップにくず大さじ1を溶いて火にかけ、かき混ぜながら弱火で15~20分煮ます。好みで少々の塩、または梅干しを入れてもいいでしょう。ほかには、おかゆ、重湯などもよいです。油や香辛料は使いません。また下痢の時は脱水症状になりかねないので、水分補給を忘れないことです。

症状⑩

便秘

便秘には、便が硬過ぎたり、大腸が締まり過ぎていてスムーズに便が通らず滞っている状態(①)と、腸が緩み過ぎていて押し出す力が働かない場合(②)があります。

処方せん

①の場合は腸を緩める必要がありますから、豆乳やハブ茶などを飲むといいでしょう。豆乳にはカリウムが多く含まれるため陰性が強く、からだを緩めてくれます。冷やしたもの、常温、温かくしたもの、どの温度で飲んでもいいでしょう。ハブ茶は、ケツメイシという漢方からつくられています。利尿、便通に効果があるほか、目の痛み、充血を緩和してくれます(ただしいずれも一時的に飲み、常飲はしないこと)。②の場合は繊維質のものを塩気を少し加えて摂るようにします。にんじん、かぼちゃ、ごぼう、こんにゃくなど、食物繊維が豊富なものを皮をむかずに調理することが大事です。小豆はこしあんではなく皮のついた粒あんを、玄米や全粒粉など、穀物は精白していないものを摂ることです。

症状⑪

肩こり、腰痛

からだ全体を使ったスムーズな動きではなく、バランスを欠いた動きを続けると、からだの一部にストレスがかかってしまいます。肩や腰は重いものを持ったりする日常の動作でストレスがかかりやすいところです。それ以外に、腰痛は内臓の腫れが関係している場合もあり注意が必要です。

処方せん

生活習慣、職業的仕草によることも大いにありますので、意識的にバランスの修正を心がける必要があります。ストレスのかかる箇所を解放させるストレッチ運動やほぐすための温熱療法（風呂、お灸、しょうが湿布）をとり入れてみましょう。暴飲暴食で内臓に負担がかかり、腰に影響している場合は、大食をせず、消化のよいあっさりしたものをいただくとよいでしょう。茶粥、小豆粥、菜っぱご飯、ブロッコリーのポタージュなどがおすすめです。

症状⑫

目の疲れ

細かい作業、パソコンやスマートフォンの見過ぎなどは疲れ目を招きます。特に目を酷使したわけでもないのに目が疲れ、目の様子も白目が濁る、血走っているときなどは、肝臓の疲れが疑われます。肝臓は、多飲多食、アルコール・化学物質（薬、農薬など）の摂取、添加物の摂取、動物性たんぱく質や油脂の摂り過ぎなどで疲弊します。

処方せん

目の酷使による疲れには、遠くの景色を眺めることを繰り返し、目を休めてあげることです。疲れ目の改善によいとされるアントシアニンが豊富な黒豆を食べるのもいいでしょう。ほかににんじん、小豆、のりの佃煮などもおすすめです。肝臓の疲れに心当たりがある場合は、食事の見直しを。肝臓にはなんといってもウコンとよもぎです。ウコンは炊き込みご飯、お焼き、シチュー、野菜炒めに。よもぎは、お茶、まんじゅう、チヂミの生地に練り込んで。

症状⑬

薄毛、抜け毛

動物性の脂っこい食事を摂り過ぎると、油脂が毛穴を塞ぎ、髪の成長を妨げます。また夜間の食事も問題。寝る前に食べると睡眠が浅くなりやすく、成長ホルモンが分泌不足になり、髪の育成が阻害されます。そのほか、農薬を多く取り込んでしまったり、化学物質・アルコール類の摂取が多いと髪の毛の材料であるたんぱく質が多く消費され、髪の毛のダメージにつながります。

処方せん

薄毛、抜け毛を防ぐには、頭皮を清潔に保ち、脂っこい食事や深夜の食事をやめること、さらに農薬や添加物、白砂糖、アルコール類を避けることです。また良質のたんぱく質である大豆製品(豆腐、納豆、テンペ、味噌、しょうゆなど)、髪の主成分であるケラチンをつくるのに欠かせない亜鉛を含むかぼちゃの種、ひよこ豆、ナッツ類など、血流をよくし、ミネラル豊富な海藻類、ビタミンCが豊富な柑橘類を少量ずつ摂るようにします。

症状⑭

肌荒れ（ニキビ、吹き出物）

皮膚は体内の不要なものを毛穴から排出していますが、その分泌物が多過ぎて肌の表皮でトラブルになっているのがニキビや吹き出物です。動物性たんぱく質の摂り過ぎや油脂類の摂り過ぎに特に気をつけます。

処方せん

不要物は出し切ったほうがいいので、吸い出すためには里いも湿布（103ページ参照）を患部に貼ります。食事は小食に。プチ断食（夕飯を抜くなど）でデトックスするのも手です。繊維質を摂りたいので、野菜はなるべく皮つきのまま、穀物も精白されていない玄米や全粒粉を。にんじん、ごぼう、セロリ、こんにゃくなどを積極的に摂ります。スキンケアは、にんじんやレモン、ヘチマなどの汁で水分補給をし、乾燥してカサつくときはごま油や菜種油、オリーブ油、ひまし油などで保湿するといいでしょう。

症状⑮

シミ、くすみ

シミやくすみは年齢とともに肌の新陳代謝が衰えてくるのと、紫外線の影響、さらに血行不良や糖化たんぱくの影響で起きる現象と考えられています。つまりは、それまで食べてきたものや続けてきた生活習慣によって残された痕跡が皮下に浮き上がってきた印、と思ってください。

処方せん

肉や魚、砂糖の摂取の結果として出やすいので、これらを摂り過ぎないようにしましょう。顔色がくすんできたなと思ったら、血行を悪くする生活習慣（運動不足、夜更かしなど）を改め、午後6時以降は飲食を軽くし、からだを冷やさないように注意して、とにかくよく寝るようにします。ビタミンCやカロテンが豊富なにんじんで、血をきれいにしましょう。

症状⑯

老化

老化は目や耳、足腰からきます。老いによって生じる肉体的な変化は体内の水分量が約60パーセントから約50パーセントに減ること、筋力が衰えること、消化・吸収が悪くなり、新陳代謝がゆっくりになることなど。また40歳を過ぎると急速に活性酸素を取り除く抗酸化機能が衰え始め、老化に拍車がかかります。

処方せん

老化を遅くしたいのならまず、活性酸素になるようなものを摂らないことです。とくに動物性食品と炭水化物を一緒に摂ることは避け、緑黄色野菜を摂るように努めます。また、おすすめのメニューは抗酸化粥。玄米のお粥（133ページ参照）に、松の実、えごま、麻炭《あさすみ》、陳皮《ちんぴ》、山いも、大和当帰《やまとどうき》の葉を加えたもので、食べると活力がみなぎってきます。からだの衰えを嘆いていてもしかたありません。脳は老化が遅い場所。質のいいたんぱく質、炭水化物を摂って、脳の老化を食い止めましょう。

症状⑰

更年期障害

一般的に40歳を過ぎると老化現象が現れ始め、50歳前後に女性は閉経します。その頃からホルモンバランスが崩れ、体調不良に陥るのが更年期障害です。大変な時期ではありますが、これはひとつの節目。50年生きてたまってきた不要物を大きく排出し、からだの再生をはかる時期だと考えるといいでしょう。

処方せん

この時期は、努めて植物性のもの、未精製のもの、添加物のない調味料にして、血液を浄化する食事を摂ります。デトックスになるとともに、更年期特有の不快症状(のぼせ、イライラ、動悸、頭痛、耳鳴りなど)を増長させない食べ方でもあります。食材ではレモン、セロリ、黒豆、シナモン、金柑などを意識して食べましょう。更年期をやり過ごせば、つまり50年のデトックスができれば、あと50年の人生の再スタートがきれます。子供も独立し、夫とも安定し、女性として、人間としてやりたかったことに思いきり打ち込めることでしょう。

症状⑱

PMS

生理前後にイライラしたり、異常な痛みを感じたりするPMS。生理不順や生理痛も、多少あるのは普通だと思っているかもしれませんが、健康体であれば起きないのが自然といえます。

本来、生理がくると不要なものが排泄されるので、むしろふあーんとした心地よさがあり（多少鋭敏さがなくなりますが）、苦しくなるはずがありません。月の周期と女性の体温のリズムは似たように巡っていますが、排卵期のからだは、いわば満月のように妊娠のためのエネルギーで満たされている陽の状態。一方で半月後の生理期は、妊娠に使われなかったエネルギーをからだから出す力が働いている陰の状態。つまり生理直前のからだは緩んでいるのが自然なのですが、からだが締まり過ぎていては痛いし苦しいということになります。あるいは緩み過ぎても貧血の状態になるかもしれません。

そうした状態を招くのは、からだのリズムを壊すようなエネルギーのものを摂っているせいでしょう。いつも塩気の強い外食をしている、自分には合っていないものを甘んじて食べている、きちんとした食事をせずにコーヒーやお菓子ですませている、輸入した食材ばかりを食べているなどがあると、からだは季節や土地に合わない状態になり、リズムが狂ってしまいます。

処方せん

まず自分の住んでいる地域の近くでとれる、生きのいい新鮮な食材を食べるようにしましょう。野草のたくましいエネルギーも助けになります。また小豆は女性のホルモンバランスを整えるため、食事や飲み物で摂取を。セージ入りのお茶もおすすめです。

症状⑲

気分の落ち込み

生きていればいろいろなことが起こり、落ち込むことだってあります。くよくよしていても事態が改善されることはありませんから、ポジティブに気分転換を試みる以外ないでしょう。早く考え方を切り替えて、「このままではいけない！」と思うようなエネルギーを入れていかねばなりません。こんなとき気を晴らそうと、甘いものやフルーツ、コーヒーなどを摂るのは間違っています。これらは高揚し興奮し過ぎたときに精神の高ぶりを鎮めるのにはよいのですが、気分が沈んでいるときに摂取するとますます落ち込ませてしまうような働きがあります。

処方せん

意気消沈したときに食べたいのは、からだの奥底からエネルギーがみなぎる食事です。玄米おむすびにごま塩（黒ごま大さじ3に塩小さじ1を混ぜる）をつけたものや、根菜の味噌汁、甘酒、ゆず入りのドリンクなどがおすすめです。

症状⑳

動悸、息切れ

動悸の原因は実にさまざまあります。心臓や肺の不調、不整脈、睡眠不足、ストレス、更年期障害、飲酒、運動不足などが考えられます。それぞれの原因に合わせた対処をしたいものです。

処方せん

梅醤番茶《うめしょうばんちゃ》（76ページ参照）を飲んで様子を見ます。心身の疲労を回復させる効果が期待できます。息が詰まりそうな感じが強いようなら、ミントティーが緩めてくれます。また、鼓動が飛ぶような感じで不規則で、心臓に原因があると思われるようでしたら、平飼いの有精卵の生卵に純正のしょうゆ（卵の1／4量程度）を加えて混ぜたものをゆっくり飲みます。慢性的に動悸、息切れ、立ちくらみなどがあるようでしたら、卵油（黄味を1時間火にかけ油を抽出したもの）をおすすめします。

症状㉑

眠れない、眠りが浅い

夜眠れない場合は、夕食（たいてい遅め）の量や質に問題があると疑われます。眠る直前の食べ過ぎや、動物性油脂の多い、重たい食事で胃がいっぱいだと寝つけませんし、眠っても浅い眠りになってしまいます。

処方せん

まず夜の食事をぐっと少なく、軽くしてみることです。大根のみぞれ汁や蒸し餃子、玉ねぎのサラダなど消化のよいものを摂るように改めます。昼食をしっかり食べることができたら、夜は食べないでもいいぐらいです。また、夜の飲料は頭を覚醒するコーヒーや緑茶を避け、からだを鎮めてくれるハーブティーを選びます。また、日中軽い運動をするなど、適度にからだを動かしてエネルギーを使うことも必要です。

教えて！
恭子先生

お悩み相談室

Q 1～10

Q1

どんな食材を買っていいかわかりません。

野菜は「無農薬」のもの、季節の旬のものを中心に。肉や乳製品は、成長ホルモン不使用、遺伝子組み換えの飼料や抗生物質の飼料を与えていないこと、クローンではないことをよく調べて購入します。豆腐や納豆など大豆製品は、原料、添加物、製造過程をチェックします。

日本では原産国の表示ルールが極めてあいまいです。たとえば牛肉は外国から生体で輸入されても、日本で最も長く飼育されたうえ、国内で加工されれば「国産」と表示ができます。こうした表示の抜け穴はたくさんあり、商品ラベルからその食品の真の安全性を読み解くのは実に困難です。

食材選びにおいて共通していえることは、近所の便利なスーパーで安易に安いものを買うようではいけない、ということです。安心・安全なものは手抜きしていないため、そうじゃないものにくらべて高いということも心得ておきましょう。

今はインターネットを通じて生産者から直接購入することも容易ですから、信頼できる生産者を探してみるのがいいでしょう。自分で探すのが大変であれば、厳しいチェックの目を持った小売店や、通販サイトなどを賢く利用しましょう。

Q2

家族それぞれ体調がバラバラです。
なにをつくればいいでしょうか？

家族だからといって体調が一緒とは限りません。たとえば母と娘はどちらかというと陰体調だけど父は典型的な陽体調である場合に、同じ食事を続けていたら、どちらかには合うけれどもどちらかには合わない、といったことが起こります。

とはいえ家族それぞれに食事内容を合わせるのは難しいでしょう。そこでおすすめしたいのが卓上調理です。たとえば「お鍋」で、肉や魚、豆腐、野菜を煮て、それぞれに取り分けたら、各人が自分の体調に合った調味料でいただきます。タイプ1（極陰）の人は塩や豆味噌、よく炒ったごま、ごまだれ、梅干しのたれを振りかけます。タイプ2（陰）の人は味噌やしょうゆベース、梅干しのたれで、タイプ3（やや陰）の人は梅酢やごま油で、タイプ4（中庸）の人は好みの食べ方でよく、タイプ5（やや陽）の人は柑橘類を搾って、タイプ6（陽）の人はしょうがや酢をきかせたたれで、タイプ7（極陽）の人は大根おろしや、からしやわさびなどをつけていただきます。お鍋以外に、おでん、すき焼き、お好み焼き、手巻き寿司もいいですね。

Q3

玄米を食べたくても、
家族は玄米が苦手です。

玄米の持つエネルギーバランスはとても優れていますので、できれば取り入れたいものですが、ご家族の好みや体調も十分に考慮すべきでしょう。嫌いなものを「おいしくない」と思いながら食べることは、食事の意味を失っています。

おいしくいただく工夫としては、小豆と一緒に炊くと赤飯のようになって食べやすくなります。またチャーハンにすると玄米特有の匂いが気にならなくなります。

小さいお子さんや、咀嚼能力のないお年寄りに玄米を食べさせるときにも、調整が必要でしょう。炊飯時、水の量を多めに、炊く時間も長くして柔らかくすると食べやすく、消化もしやすくなります。また「玄米粥」もおすすめです。水加減は玄米の分量の7倍にし、炊き時間は沸騰後弱火で1時間半、さらにとろ火で1時間を目安にします(土鍋の場合)。胃腸が弱っているとき、就寝間際の夕食、病後などにも最適です。

体調によっては玄米が必ずしもよいわけではありません。からだが陽性に傾いているときは玄米を受けつけにくいものです。その場合は無理をせず、うどんやそうめん、パン、パスタなど食べやすいものを食べます。

Q4

仕事柄、帰宅が深夜になり寝る直前に飲み食いをする夫。からだに負担の少ないメニュー、食べ方などありますか？

負担のない食べ方は、まず第一に少量にすることです。さらに消化のよいものにすること、刺激の強いものや油っこい、味の濃いものは避けるようにします。

具体的には、野菜だけで作った餃子、大根のふろふき、あるいは大根ステーキ、そうめん、うどん、ワンタンの皮のように薄くヒラヒラした麺、野菜のチヂミ、野菜だけのピザ、野菜のキッシュ、野菜カレーなどがよいでしょう。肉や魚といった動物性たんぱく質は消化しにくく、胃に数時間とどまっていますから就寝前の食事には避けるべきです。消化のよい豆腐、厚揚げ、お麩といった植物性たんぱく質を使うようにします。スパイスは少なめ、やさしい味つけを心がけましょう。

Q5

落ち着きがなく、
いつも騒がしい子ども。
食生活で気をつけることは？

大人の口に合わせた塩分の強い食事や、肉食過多、菓子などによる砂糖の摂り過ぎは、自律神経の不調を招きます。結果的には情緒不安定につながってしまいます。

以前、2歳の女の子を連れたお母さんが相談に来られたことがありました。その子のからだは標準より明らかに小さく、肌は浅黒く皮膚は硬く、気難しいおじいさんのような表情をしていました。聞くと大人と一緒の食事をしているとのこと。幼児が塩分を摂り過ぎると、からだは締まり過ぎて伸びやかな成長が妨げられ、さらに性格も頑固になりやすいのです。お母さんには塩分濃度を下げ、柔らかく煮た野菜やスープを食事の中心とするようアドバイスすると、しばらくして女の子は色白になり、表情も柔らかく優しい印象に変わりました。

成長過程にある子どもは、好むと好まざるとに関わらず、からだによい情報（食べ物）だけを与え、体験、記憶させてあげる時期だと思います。落ち着きがないとか、なにか偏った状態になるということは、十分な情報が与えられていなかった、極端だったと考えられ、食事で調和をとっていく必要があります。

Q6

中学生の子どもの偏食が激しく、
食事は肉ばかり、
おやつはカップラーメンを食べています。

成長するためにたんぱく源は大事ですが、肉に偏ると新鮮な肉体をつくることはできないでしょう。植物由来のたんぱく源はいくらでもあり、これを中心に食べることで、消化器官がフル稼働し、からだの調子はまともに整ってきます。たとえば、ハンバーグのタネを肉とグルテンミート（小麦由来のたんぱく質）や大豆ミートとのミックスにするなど、できることから始めます。

また、肉を食べるときは消化剤である野菜を一緒に食べさせることです。玉ねぎ、じゃがいも、キャベツ、セロリなどを付け合わせる、野菜のポタージュやサラダを添えるなどです。または肉と一緒に煮込んで、野菜のエキスをしみこませる、あるいはソースにしてかけるなど工夫します。

おやつのカップラーメンは中毒症状が疑われます。添加物などにからだが占領されるとまた同じものを欲しますから、どこかで無理やりやめないと、いけません。大事な成長過程に誤った生活習慣や食生活のくせをつけると後が大変です。からだには生きたエネルギーが大事だということを、中学生なら理解できるはずです。

「カップラーメンでは芽が出ない、君も芽が出なくなるかもね！」

Q7

お酒が好きでやめられません。
どのようにつきあえばいいですか？

お酒も飲み過ぎなければ、悪いとはいえません。質のよいもので、からだをほぐし、脳を解放させる程度の量にすればよいと思います。お酒のちょうどいい量は、どんな種類でもコップ1杯ほどです。

お酒が好きなら「お酒の本道とはなんだろうか」とお酒について考えを巡らせてみることです。たぶんお酒ももとは薬の要素があったと思います。お酒にはいろいろな種類がありますが、もとは自然の恵みが発酵したもので、土地の質を体現しているものです。それを少量、じっくり味わっていただけば、そこには自然と人間の関わりが感じられ、脳が解放され、ひらめきが生まれるようにも思います。ぜひ楽しみ方をさがしてみてください。

お酒を「嗜む」範囲を超え、飲まずにはいられない、大量に飲んでしまうという状態は問題を抱えています。お酒は強い陰性を持ちます。体調が強い陽性の人やストレス(陽性)を抱えていると、お酒に手が伸びてしまうようです。

Q8

疲れやすく、頑張りがききません。

疲れやすい、頑張りがきかないというときは、からだにいらないものがたまっている、エネルギーがうまく使えないと考えるべきでしょう。そんなときは小食にするとか、夕食を抜くとか、プチ断食をする（1、2日食べない。※ただし貧血がある場合はしない）とかで、すっきりしてエネルギーが甦ってくる場合があります。疲れているときはたいてい食べ過ぎ、飲み過ぎています。内臓を休めるのが一番です。

また、同時に貧血があるとか、血糖値が低いとかいうときは、食べないわけにはいきませんから、質のよいもの（無農薬の緑黄色野菜や穀類を中心に）をよく噛んで（最低20～50回咀嚼）みてください。砂糖類、コーヒーなどは極力控えます。玄米、味噌汁、梅干し、ごま、小豆、山いも、小松菜などを食するとよいでしょう。

Q9

70代の父が栄養ドリンクばかりを飲みます。
大丈夫でしょうか？

栄養ドリンクの含有成分は商品により異なると思いますが、いずれにしても一時的に飲む類のものだと思います。カフェイン、アルコール成分、糖分、中には生薬などが入っていて、一時的に興奮をもたらし「元気になった!」となるわけですが、当然それが持続することはなく、ある種の中毒状態となります。そうなると糖尿病や心血管疾患、肥満、アレルギーなどを起こすリスクとなり、看過できません。

年齢による体力の衰えをカバーしたい、という願望ゆえのドリンクでしょうから、別の形で元気になれる方法をすすめるのがよいでしょう。

タイプにもよりますが、どちらかというと衰弱気味の様子なら、梅醬番茶《うめしょうばんちゃ》(76ページ参照)、黒ごまをすって水を加えて沸かしてつくった飲み物、あるいは、黒豆やきな粉のドリンク、大和当帰入りのドリンクやお茶を。体力はあるけれど、からだが硬い、血圧が高い様子なら、柑橘類、青汁、ハーブティーなどが活力を与えます。

Q10

子どもを産んでいないと病気になりやすいと聞きました。本当ですか？

出産していないために病気になりやすくなる、ということはありません。からだの出産機能を使わない不都合がそんなにあるとは思いません。女性がかかりやすい病気は60ページでお話しした通り。その人の体調、ひいては食生活と密接に関わってきます。

一概に産んだから、産んでいないから、という物差しで人生の価値や健康状態が変わることはないでしょう。子育てで、充実感を得られる人もいれば、肉体的・精神的に消耗しきってしまう人もいます。子育ては素晴らしい経験である一方、時間も体力も使います。かくも長き子どもの成長までの20年間、自分のことより子ども優先で費やしたからといって報われるとは限りません。それでも個人個人感じること、境遇が違いますから、どちらがいいということはありません。

人生他の人と比較するのではなく、自分の歩んでいるところに最大限の努力をすることで生きがいや健康は手に入れられるものです。

第3章

陰陽と暮らす

1日の過ごし方

1日の時間軸も陰陽の7段階に分けて捉えることができます。どんな人でも、0時に始まり14時を陽のピークにして、また陰の状態に向かいます。15時頃になにか甘いものや、水分を摂りたくなるのは、陽になりきったからだを少し緩ませたいというからだの自然な動きであるのです。

0~6時　ほとんどの人が睡眠中で絶食状態にあり、0時から2時の間はからだは極めて陰になっています。

6~8時　中庸の時間帯。寝ている間の7~8時間以上の絶食のあとは、胃にやさしい食から始めましょう。お味噌汁と玄米ご飯がおすすめです。

8時~正午　からだは陽に向かってエンジンがかかります。午前中は集中力もやる気もみなぎる時間帯。体調が陽の人はやや陰の水分、陰の人はやや陽の間食でバランスを調整します。

正午～14時　1日のなかで一番量を食べたほうがいいのが昼食です。満足感のあるボリュームと味のものを選んで、野菜が多めの昼食をしっかり摂りましょう。季節によっては冷たいもの、陰のものも摂るといいでしょう。

14～18時　14時の陽のピークを終えてだんだんとからだも陰になっていきます。夕方に水分を少し補給して、からだを休ませましょう。

18～20時　夕食はできるだけ18時頃に食べるのがベスト。消化のいい軽めの野菜中心のメニューにして。肝臓を休ませましょう。

20～22時　睡眠前ですから胃腸の負担を避けて飲食を控え、喉が渇いたときには、陰性のドリンク（ほうじ茶やハーブティー）を少し飲むのがよいでしょう。からだが冷えてよく眠れない人は陽のドリンク（たんぽぽ茶）を少し飲んでもいいです。

1日の陰陽

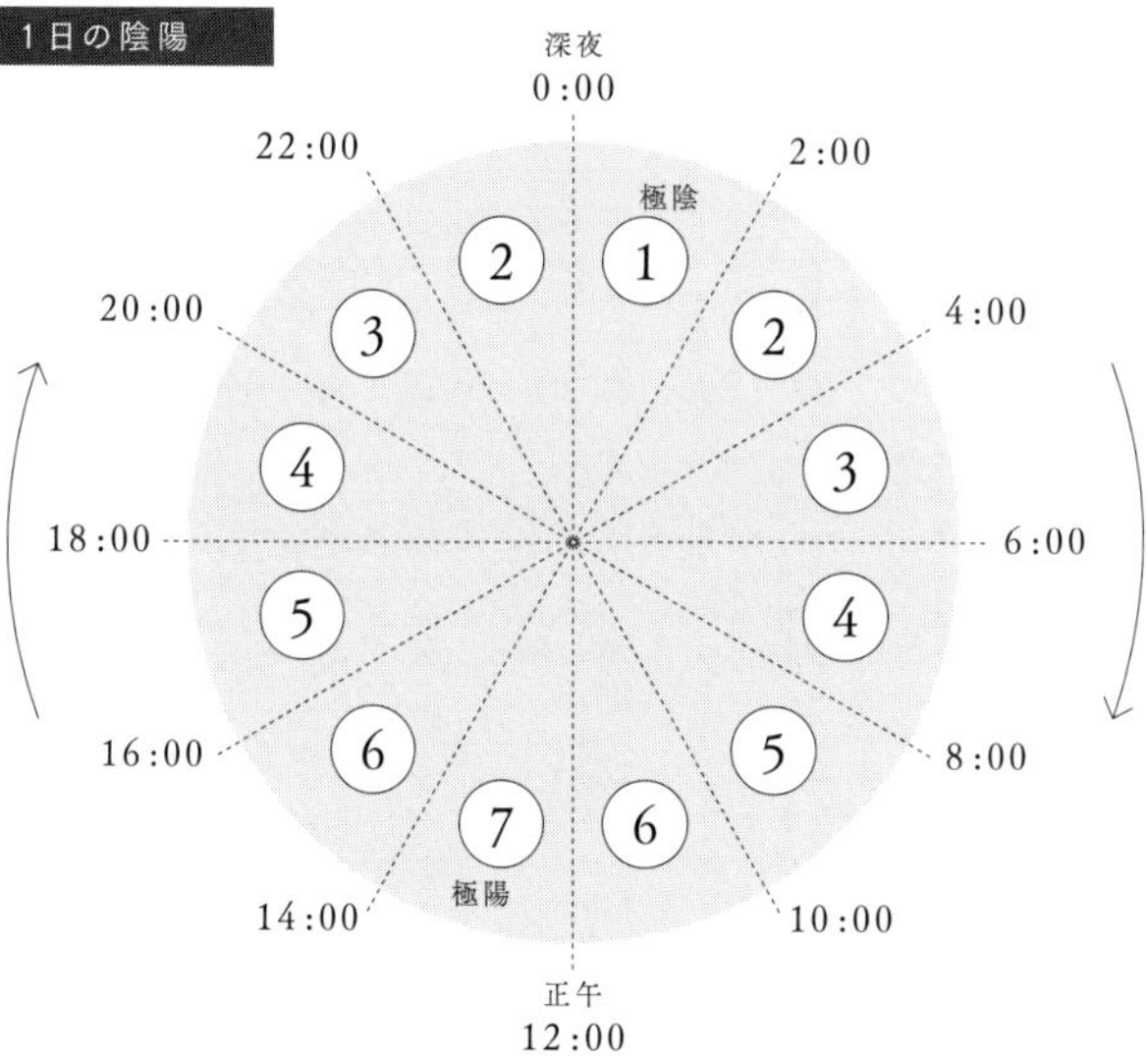

1年の陰陽

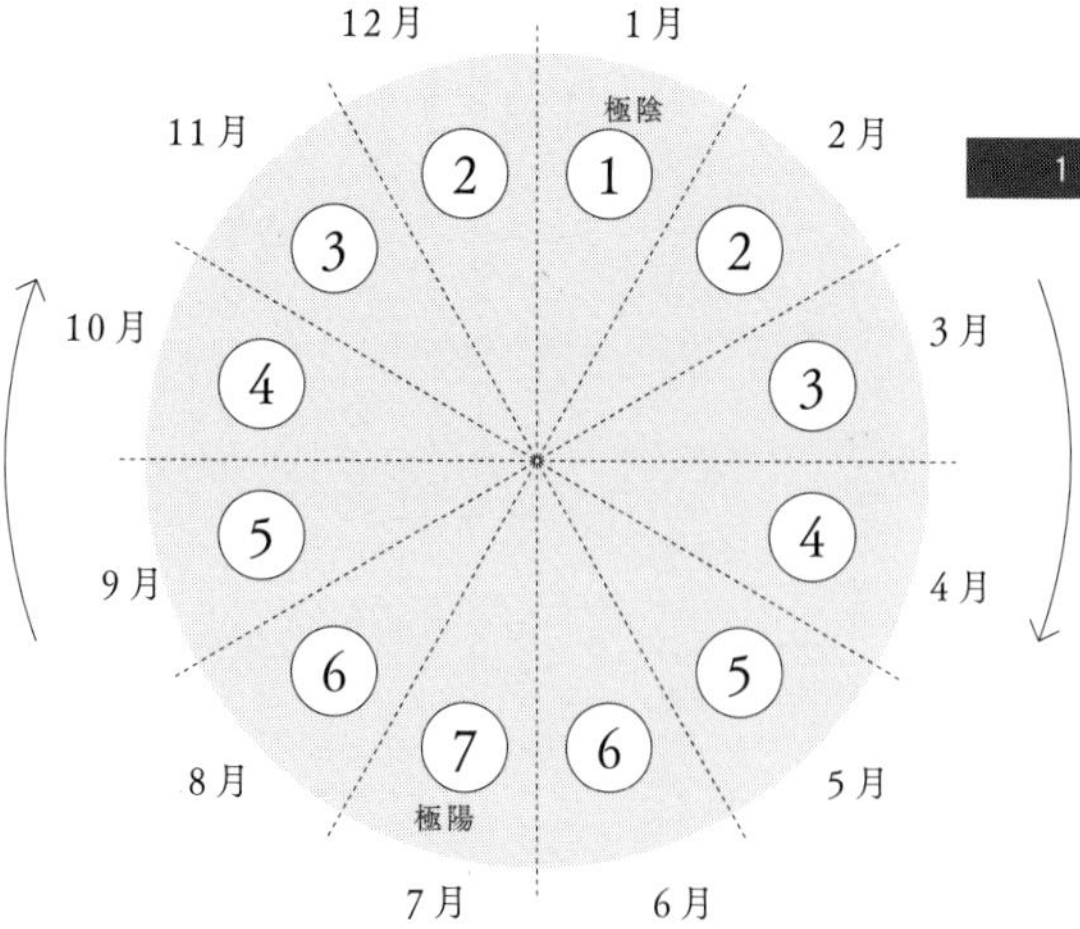

⑦	⑥	⑤	④	③	②	①
極陽	陽	やや陽	中庸	やや陰	陰	極陰

四季の過ごし方

1年もまた陰陽の7段階でみることができます。右図のように4月、10月が中庸の過ごしやすい季節で、1月が極陰、7月が極陽の季節となります。季節が進むにつれ私たちのからだも陰陽に傾きますから、バランスよく暮らすには「8の方程式」が役立ちます。極陰（1）の季節には極陽（7）にあたる食材を、やや陰（3）の季節にはやや陽（5）の食材を食べるようにすると過ごしやすくなります（66ページの表を参考に）。また一方で、その季節ごと、住む地域でとれる旬の食材をいただくこともとても大事です。旬の野菜や果物は生命エネルギーに溢れています。適量を柔軟に取り入れてみましょう。

春の過ごし方（3月、4月、5月）

3月　「やや陰の季節」→5（やや陽）の食材を食べる

気温が上がるとともに新陳代謝が高まり、新しい細胞をつくろうとからだにエンジンがかかる時期です。肝臓の働き、排泄作用が活発になり、肝臓をサポートする野菜（よもぎ、ブロッコリー、みつば、セロリ）、酸味（いちご、柑橘類）もほしくなってきます。

4月　「過ごしやすい季節（中庸）」→4（中庸）の食材を食べる

気持ちがいい気候ですが、新学期や新年度など環境が変わる時期でもあり、体調を崩してしまうこともあるでしょう。春の新鮮な野菜（グリーンピース、からし菜など）、旬の海藻類（わかめ、のり、ひじき）をいただくといいでしょう。

5月　「やや陽の季節」→3（やや陰）の食材を食べる

「五月病」という言葉があるように、ストレス（陽）がたまりやすい時期でもありますね。たっぷりの旬の野菜をレモンや梅干しのドレッシングでいただくと、酸味がリフレッシュしてくれるでしょう。主食には食物繊維が豊富な麦を少し交ぜるといいでしょう。

夏の過ごし方（6月、7月、8月）

6月　「陽の季節」→2（陰）の食材を食べる

湿度が上がり、じめじめとした空気が漂い始めますね。食欲不振や胃もたれ、だるさ、手足のむくみなどの体調不良だけでなく、元気が出ない、やる気が出ないなど、精神面に影響が出る人も。冷たいそば（温かいそばは陽になります）や冷たいうどんをいただきましょう。細菌が繁殖しやすい時期ですので、おなかを守るためにも味つけはしっかり塩気を効かせましょう。陰のものばかりではからだが冷え過ぎてしまうときは、梅酢（やや陽）を取り入れて。さっぱりしてこの時期おすすめです。

7月　「極陽の季節」→1（極陰）の食材を食べる

外を歩くと大汗をかき、クーラーのきいた家のなかや仕事場、公共機関ではからだが冷えきるなど、体温調整が難しく疲弊してしまいますね。夜は暑さで寝苦しく、なかなか疲れも取れないのではないでしょうか？　スイカ、きゅうり、トマトなど、夏野菜がからだを冷やしてくれますが、消化機能が低下する時期なので、摂り過ぎにはご注意を。生だけでなくさっと火を入れて食べてもいいでしょう。

8月　「陽の季節」→2（陰）の食材を食べる

たくさん汗をかき、エネルギーを消耗する8月。冷房のかかっている場所にばかりいて汗を発散できないと、体内に余分な熱がたまり不調の原因になります。しっかり汗をかいて、必要な水分を摂りましょう。とはいえ、立秋に入り少しずつ朝夕の気温は秋の気配に。そうなったら、水分の摂り過ぎに注意しましょう。9月に入って急に風邪をひきやすくなるのは、この時期にたまった水分が発散できないためです。

秋の過ごし方（9月、10月、11月）

9月　「やや陽の季節」↓3（やや陰）の食材を食べる

9月8日ごろは二十四節気で「白露」といわれ、朝夕に涼しさを感じ秋らしくなる頃とされています。とはいっても、9月の半ばまではまだまだ暑く、湿度も高いですね。猛暑による疲れもたまりだるく感じます。秋の新そば、かぼちゃなど温かく消化のよいものを食べて、胃腸をいたわりましょう。

10月　「過ごしやすい季節（中庸）」↓4（中庸）の食材を食べる

体内が乾き始めるので、辛いもの、刺激の強いものは控えめに。秋は収穫の季節です。新米や雑穀、豆類、根菜、いも類、栗、きのこ類など生命力が詰まったものをしっかり食べて、冬に向けてからだのエネルギーを補いましょう。

11月　「やや陰の季節」→5（やや陽）の食材を食べる

乾燥と寒さが増し始め、風邪、胃腸炎などのウイルスが勢力を持つ時期です。鼻や喉の粘膜、胃腸を丈夫にするれんこん、大根、しいたけを摂りましょう。滋養のつくごぼう、にんじん、山いももおすすめです。

冬の過ごし方（12月、1月、2月）

12月　「陰の季節」→6（陽）の食材を食べる

1年のからだの疲れを養生し、エネルギーを補充する時期。冬ごもりをする動物を見てもわかるように、来る春に向けて備えるときです。れんこん、芽キャベツ、カリフラワー、白菜、小松菜、りんごが好ましいでしょう。寒さや運動不足でからだが冷えるので、温かいそばもいいでしょう。

1月　「極陰の季節」↓7（極陽）の食材を食べる

からだの細胞は寒さによるエネルギーの損失を防ごうと極度に締まり、陽に保とうとします。この季節に生き延びている野菜たち（キャベツ、ブロッコリー、カリフラワー、ごぼう、山いもなど）をポタージュや煮込み、鍋物などでいただくといいでしょう。

2月　「陰の季節」↓6（陽）の食材を食べる

からだもそろそろ緩んでからだのなかにたまったものを出そうと、咳や痰、吹き出物などが出始めます。これはデトックスのサイン。ここで薬で押さえこもうとせず、出し切りましょう。タジン鍋などで蒸したキャベツや、ブロッコリー、カリフラワーなどの野菜を、しょうゆ、味噌をいかしたソースでいただくといいでしょう。大豆いっぱいの呉汁で、質のいいたんぱく質を摂るのもおすすめです。

年代別・女性の食養生

1日、1年と同様に、人の一生も7段階に分けられます。死は陰、生は陽で捉えられ、出生から成長、活動期、次第に衰えて人生が終わるまでの一連の過程が陰→陽→陰という流れをたどります。ここからは女性が各年代をどのように過ごしていけばいいか、女性ならではの人生の時間をどう捉え、意識すべきかを中心にお話ししていきたいと思います。

24歳〜40代〈4・中庸の年代〉の食養生

20代半ばから30代は中庸にあたり、人生の中でもいちばんピークとなる活動期です。現代に生きる女性たちは、仕事に趣味に家庭にと、活動の場所を多数持ち充実している人が多いですね。特に、働き盛りの20代〜40代は多忙で「自炊どころではない」と市販品や外食に頼る食生活に陥りがちです。またアルコールを飲む機会なども多い年代でしょう。体力もあり、肉体的にも精神的にも充実している年代だからこそ、多少無理もきくわけですが、からだの毒は確実に蓄積していきます。忙しく元気な時期にこそ序章でお話しした「毒をためない食事」を心がけ、からだのお掃除に努めるべきでしょう。また、出産や育児に追われる時期でもありますが、自分自身のからだのケアも怠らないことです。

【24歳～40代の食のポイント】

❶からだを冷やすものを摂り過ぎない

水分、砂糖、果物の摂り過ぎに注意します。冷たいもの、生もの、なす、トマト、じゃがいもなど陰性の野菜も過度にならないように。また、冷えるからと陽性の塩分、肉類を摂り過ぎるのもいけません。からだを締め過ぎても血の巡りが悪くなり、陽性の冷え症、貧血になりかねません。

❷大豆、黒豆など良質のたんぱく質を摂る

大豆は植物性のエストロゲンといわれるほど、女性ホルモンに貢献してくれる食材です。女性が気をつけねばならない骨粗しょう症を防ぐためにも摂取したいところです。丸ごと大豆（胚芽付き）のまま、ひじきなどと合わせて食べるとよいでしょう。豆腐、油揚げ、納豆、きな粉、凍み豆腐なども同様に、積極的に食卓にとり入れましょう。ただし、同じ大豆からできる豆乳は別。陰性が強くからだを冷やすのでおすすめしません。また、鉄分豊富で腎臓を守ってくれるのは小豆。スープに入れたり、デーツで甘味を加えてあんこを炊くなどして、月に2回はいただきたいものです。

【月経期の過ごし方】

月経は、概ね28～32日周期でやってきます。月経期から排卵期へ移るにつれて、体調、体温の変化がありますね。月経期はからだが陰の状態にあり、古いものをデトックスして、新たな始まりの陽に向かいます。排卵期は、からだが陽になっ

ていて妊娠しやすい時期となります。

月経痛に悩まされている人も多いのではないでしょうか？　月経痛が起きるということは、スムーズに出さねばならないものが出ない、つまりからだが陰性にならないということか、あるいは陰性過ぎて貧血を起こしている状態かもしれません。食べもののバランスが悪く、からだの自動的な陰陽の移行がうまくいっていないせいだと私は考えています。動物性の食べ物や塩分の摂り過ぎでからだが締まり過ぎている、あるいは、陰性のコーヒーや薬物の摂り過ぎでからだが緩んで貧血状態になっているのかもしれません。

昔から女性の体調と月の動きは、深い関連性があるといわれています。月の動きに合わせてからだのリズムを考え、食にもアクセントをつけてみませんか。私は満月、新月の日には茶粥をいただくことにしています。茶粥はからだに潤いを与え、合わせるお茶や具材でそのときのからだが必要とする滋養分を補ってくれますよ。

新月の茶粥

新月には、デトックスを心がけるとよく、心身をリセットする気持ちになるような茶粥を用意してみましょう。玄米を炊くお茶は、緑茶をベースにどくだみ、よもぎ、スギナ、たんぽぽなどを一緒に炒った、デトックス効果の高い野草のミックス茶を。ごぼうや大根、ねぎなどの具材を合わせると、からだの毒素をきれいに排出してくれるレシピになります。

満月の茶粥

心身とも満たされエネルギーが満ちるような素材を取り合わせます。ほうじ茶で炊いた茶粥の中に、強壮効果のある山いもやムカゴ、食物繊維、ビタミンを豊富に含む小豆、黒豆などを加えます。

【妊活期の過ごし方】

不妊の原因は様々で、からだでみれば男女双方に問題が潜んでいることが多いようです。女性の側に絞って考えたとき、妊娠するには、からだが陽性の状態でなければなりません。妊娠の準備がされる時期(排卵期)にからだの陽が足りないと、求心力が働かず、精子が入ってきても捕えることができない、というわけです。陽でも極陽では締まり過ぎていますから、タイプ5(やや陽)~6(陽)までのバランスを目指します。

からだが冷えている、というのも不妊の大きな原因のひとつだと考えられます。これは男性側にもいえます。赤ちゃんを望むならば、男女ともにからだを温めて、たんぽぽの根、良質のたんぱく源、ホルモン源として大豆、黒豆、山いもなどを摂るといいでしょう。合わせて20ページからの日常食の見直しも忘れずに。

【妊娠期の過ごし方】

妊娠期間、お母さんの食べたものが赤ちゃんに栄養として送られ、これから生まれ出る生命としっかりつながっています。妊娠期の食事は、赤ちゃんにとっては生命維持のための栄養素と胎内環境が安定するものであり、お母さんにとっては赤ちゃんの栄養補給がしっかり行われながらも、自分のからだを損なうことなく守ってくれるものであることを大事にします。

それにはたんぱく質とカルシウムを意識することです。胎児は日々ものすごい勢いで成長、変化を遂げています。質のよいたんぱく質（豆腐、テンペなどの大豆製品、その他の豆類、小麦グルテン、麩、穀類など）を、普段より1割ほど多く摂るよう心がけましょう。成長に必要なカルシウムも、胎児は母体から容赦なく奪っていきますから摂取を怠ってはいけません。それに付随してカルシウムの代謝のためにも、ビタミンDやマグネシウムが必要になります。カルシウムは海藻類、スギナ、大根の葉、小松菜、ごまなどに豊富に含まれます。マグネシウムは豆類、キクラゲ、穀類に含まれます。

更年期（50代）〈5・やや陽の年代〉、更新期（60代）〈6・陽の年代〉の食養生

個人差はありますが、50歳前後でそれまで規則的だった月経周期が不規則になり、やがて閉経を迎えます。この閉経の時期をはさんだ前後数年ずつの約10年間（一般的に45〜55歳頃）を「更年期」といいます。

閉経を迎えると、もう女性らしさを失ってしまうのではないか、更年期障害に悩まされるのではないか、と不安になる方もいらっしゃると思います。ですが、そのような心配はいりません。閉経したからといって何も変わることはありません。子育てにひと息ついて、性別にとらわれることなくやりたかったことをまたできるようになるのがこの時期で、むしろ50代から60代は、更年期ではなく更新期ですよ、といつもお話ししています。

年を重ねると体力が衰退することは避けられませんが、足腰を鍛え柔軟性を保っ

たり、常に前向きでいるような心身のケアで、かなり老化は遅延されることでしょう。内部のケアには、やはり食が大事になります。陽に向かっていくこの時期、陽性なものばかりを摂り過ぎると、老化は加速します。食事を陰性気味にしていくとバランスが整いますので実践していきましょう。

【50代、60代の食のポイント】

❶過食を避ける

からだの各所の機能が衰え、老廃物がスムーズに代謝されずからだのあちこちにたまると、それが不調の原因になりえます。過食を避け、消化器官の負担にならないように注意しましょう。量が食べられないので、いろいろな食材を少量ずつ、多種取り入れる工夫も意識しましょう。

老年期（70代）〈7・極陽の年代〉の食養生

70代は陰陽軸では7の極陽で捉えられ、老年期の問題が出現する時期です。陰陽軸では80代に入るとまた5年刻みで陰に向かっていきます。

70代からは老年期と記しましたが、今の70代はからだも心もまだまだ元気で、「老年」という言葉に違和感を覚える人も多いでしょう。言葉にとらわれる必要はありませんが、極陽の段階にあり、エネルギーが萎縮していく方向になるため、食生活でもそれを意識することが必要です。陽性食品は避け、塩気も少し控えめにしましょう。また消化の負担が大きい脂っこいものや、極端に刺激の強いもの、辛い、塩辛い味ではなく、薄味の優しい味付けにするのがよいです。

【70代以降の食のポイント】

❶消化しやすいもの、消化を助けるものを食べる

消化機能全体が弱まっているので、消化しやすい食材や調理を心がけます。大根やかぶなどのふろふき、大根おろし、小豆粥、ポタージュなどが向いています。高血圧、動脈硬化、痛風、関節炎対策には、動物性たんぱく質を控えめにすること。食べるときには大根、玉ねぎ、キャベツなどの消化剤を付け合わせて。

❷巡りをよくするものを食べる

体内の巡りをよくするしょうが、大葉、みょうが、クエン酸（梅干し、レモン）などの薬味を添えましょう。これらは肉類の消化も助けます。

❸滋養強壮に役立つものを食べる

山いも、ごま、えごま、枸杞《くこ》、松の実、ふのり、のり、めかぶ、オクラなど、精のつく食材を積極的に食べましょう。

子どもの食養生

ここからは、生まれてから23歳までの成長期の食事についてお話ししていきます。お子さんの成長に必要な食事の参考としていただけたらと思います。

乳児期～幼児期（0～5歳）の食養生

陰陽の7段階で、生まれたばかりの乳児は1の極陰にあたります。この時期は極陽の動物性の要素を必要とするので、母乳を飲むのも摂理に合っていると思います。ただし急速に成長しなければならないので、陰の力が必要であり陽の食だけでは成長できないと考えます。その点、母乳は甘味もあって、陰性の側面も持ち合わせバランスがとれているので、赤ちゃんにとっては完全食です。

授乳期間は、お母さんの食べたものが血液となって、母乳となります。できるだけ自然のもの、未精白のもの、季節・環境あるいは自分の体調に合ったものを摂ること、動物性や甘味料が度を過ぎないようにすること、また特にカルシウム不足にならないような食生活を心がけましょう。最初はなかなか母乳が出にくい人がいますが、出すためには、味噌汁、かぼちゃや小豆汁などで水分を充分に摂るようにしてください。

生後2～3カ月頃

首も座った頃、湯冷まし、白湯を体温くらいの温度で、ひと匙からあげてみましょう。2～3日後に、またあげて様子を見ます（※便や尿の様子を見ながら注意深くあげること）。

生後4～5カ月頃

みかんやりんごの生搾り果汁や麦茶を、ひと匙からあげてみます。便を見て異常がなければ、次の日は少し増やすようにしていきます。赤ちゃんの腸は、発達途中で壊れやすいということを忘れないで用心深くあげてください。便は、軟らかで黄色が正常です。酸っぱい臭い、真っ白または黒い、赤い、水っぽい便は異常です。刺激の強いもの、人工的なもの、消化できないような着色料や香料、添加物が入ったものは避けてください。

首もしっかり座ってきたら、ハイハイをよくさせましょう。お腹、足腰を鍛え、背骨を刺激すると脳にもよい影響があります。運動量が増えますから、食欲も出てきます。泣いてもすぐ抱っこしないこと。少し泣かすことで、お腹や呼吸器系を刺激します。

生後6～7カ月頃

体重や身長も増え、表情も出てからだがしっかりしてきます。母乳が足りなくなってきますから、離乳食の準備を始めましょう。季節の野菜でアクのないキャベツ、白菜、大根、かぶ、にんじん、さつまいもなどを煮た上澄みの汁を薄味で、塩はほとんどなしで始めます。これもひと匙からです。お粥の上澄み、薄めのお粥などもいいですね。甘味の強いものは不安定な腸にはよくありません。たんぱく質もまだあげる必要はありません。

生後8カ月頃

お粥の粒をすり鉢でつぶしてあげてみます。そこに野菜汁、果汁など加えてあげてもよいでしょう。パンの場合は、野菜の煮汁に浸してつぶしてパン粥状にしてあげます。新しいものをあげた後は、必ず便をチェックしてください。

生後9～10カ月頃

野菜汁やお粥の上澄みに慣れて、少し歯が生えてきた頃から少しずつ、煮野菜のマッシュしたものやご飯をつぶしてドロドロにしたものを汁と一緒にあげてみます。つぶすのはなるべくすり鉢で丁寧にやってください。これもひと匙から始めます。小松菜、かぼちゃなどをあげると、便が緑色や黄色になったりしますが野菜の色ですので心配はありません。下痢をしたり変な便臭がしたら、消化不良を起こしていますから止めて、また何日かおいて試してください。焦らずゆっくりとでいいんですよ。

生後11〜12カ月頃

立ちたがるようになり早ければつたい歩きをしたりしますが、できていないからといって焦る必要はありません。何事もゆっくりがいいと思います。運動量が増え食欲も増してきて、いよいよ母乳では足りなくなります。そろそろ固形物がほしくなりますので、軟らかく煮た野菜や豆腐、細かく切ったうどんを入れた野菜スープなども試してみるとよいでしょう。油の多い揚げもの、焼いたもの、硬いものはまだ早過ぎます。パンは野菜スープに浸してお粥のようにしてあげてみてください。薄めた味噌汁の上澄みをあげるなど、塩気はまだほとんどいりません。野菜は、にんじん、さつまいも、山いも、かぶ、大根、小松菜、かぼちゃなど甘味があり刺激のないものがよいでしょう。

離乳食について

赤ちゃんの傷つきやすい内臓をイメージして、優しい離乳食が必要です。とても少ない量から始めるので、面倒ですし焦ることもあるかもしれません。ですが、成長に応じて、ひと匙ひと匙ゆっくりすすめましょう。

大人が食べる煮物と一緒につくって味付け前に取り出し、すり鉢でつぶします。電子レンジやミキサーは避けたいところです。また無農薬の素材を使いたいものです。果汁などを搾るときも、清潔な容器や布巾を使うよう心がけます。くずは整腸剤ですから安心してとろみに使えます。ただし煮溶けて透明になっただけでは駄目なので、かき混ぜながら15~20分くらいは煮ましょう。

歯が生えそろえば、次第に内臓の準備も整っていきます。

1~2歳

見た目の工夫と多様な食べものを覚えさせることで、豊かな感性を育てていきましょう。免疫力をつけていくからだづくりの時期ですから、親御さんも大仕事ですが、やりがいがあります。大事な時期ですので、手を抜かないでくださいね。

3〜5歳

「見た目に楽しく、おいしく」。そこから子どもの感性が育ちます。おやつなどもできるだけ手づくりを心がけ、質のよいものを素材にしてください。甘いものがお子さんの成長には欠かせませんが、砂糖入りのものは虫歯にもなりやすく、からだが陰性に傾いてしまいますので注意が必要です。家でつくるものには砂糖は使わず、果物や野菜の甘み、米飴、りんごジュースを煮詰めて甘みとするなど、工夫したいところです。

歯を使って食べられるようになりますから、よく嚙むことをしつけましょう。よく嚙むことで唾液、消化酵素が十分に出て自律神経が安定します。生命力の強い食べものを摂って、ウイルスや病原菌に負けないからだづくりをしてあげるのが親御さんの大事な役目だと思います。

学童期から成長期（6～23歳）の食養生

成長期は環境、年齢、体調にもよく配慮して、一生のうちで最も旺盛な食欲に応えるべき時期でもあります。食物はできるだけ偏らないように、バランスのとれたもの、季節のもの、身近でとれるもの、添加物・農薬など使っていないもので成長期を乗り切るようにしましょう。

【6～23歳の食のポイント】

❶カルシウムを摂る

骨の成長に大事なカルシウムと、その代謝に必要な栄養素は欠かせません。カルシウムは海藻、スギナ、野菜の葉などに多く含まれています。そしてマグネシウム、ナトリウム、ビタミンDなどの栄養もカルシウムの代謝に必要です。

❷たんぱく質を摂る

筋肉、細胞をつくるために良質なたんぱく質（大豆製品、その他の豆類、穀類）とたんぱく質の消化剤として大根や玉ねぎ、長ねぎなども必要です。

❸炭水化物を摂る

運動量も増えてきます。エネルギー源として炭水化物（穀類、豆類、かぼちゃ、さつまいもなどの野菜）をバランスよく摂ること、そしてそれらをスムーズに代謝し排泄させるためのミネラル、ビタミンも必要だということ忘れないでください。

【学校給食とのバランス】

学校給食においては、個人の体質や体調まで配慮がなされることは難しいですね。好き嫌いとは別に、子どもの体調に合わないものが出されても、それを残さないように食べなければならない、という状況下にあります。給食のメニューをチェックし、家で食べるものでうまく調整を図るよう、注意する必要があるでしょう。

【偏食がおきる】

偏食になっている場合、その原因を陰陽の表裏で考えてみる必要があります。塩気が強ければ水が飲みたくなりますし、脂っこいものばかり食べていると果物がほしくなり、動物性が多いと甘いものを欲します。

【朝食の欠食】

時間がない、誰も用意してくれない、あるいは痩せたい願望で朝食を拒食しているお子さんもいるようです。朝食を食べないと、学習に集中できなかったり、貧血を起こすなど体調に問題が生じます。消化のよい、酵素をたっぷりと含んだ朝食を食べさせたいものですが、最適なのが季節の野菜や海藻、豆腐などの具に質のよい味噌を合わせた味噌汁です。ご飯はもとよりお餅やパンにも合います。

【増える生活習慣病】

糖尿病や高血圧など、生活習慣病がお子さんにも増えているようです。栄養ばかりにとらわれず、本当にからだを養うものはなんなのか、食べたものをスムーズに排泄できているのかなどもチェックしてあげる必要があります。

学童期、成長期のお子さんについても、40ページのチェックリストで体調がどこにあるかを把握しておくと、食事の手がかりとなるでしょう。環境が変わるとき、受験のときなどは子どもも大きなストレスを抱えますから、野菜やきのこをたっぷり使ったスープなどで緊張を解いてあげたいものです。また、集中力を高めたい試験の朝には、やはり玄米と味噌汁を。玄米には大根の干し葉を煮たのを交ぜ、梅干しやたくあんを添えてあげるといいでしょう。

おわりに

私が欧州に渡ったのは1981年のことです。当時、食事で健康を害している人や極端に太った人が多くいたヨーロッパでは、日本式食養法が求められていました。画家の夫と娘とともにベルギー・ゲントに居を構えた私は、ベルギー国内を中心に、オランダ、フランス各国で料理教室や講演会、合宿を通して食養法を指導して回りました。

多くの人種が混在しているヨーロッパで、それぞれの体質・体調に合わせた食のあり方を現地の食材を使って研究し、不調を抱える人々に食事やケアの方法をアドバイスするのは、私にとってとてもやりがいのある仕事でした。そのうち、私の料理を食べると体調がよくなると評判になり、私の活動を皆が「恭子のメディスナルクッキング(後にヨーロッパ薬膳)」と呼ぶようになります。このあたりのことは、自著『ヨーロッパ薬膳　すてきな自然の贈り物』(神戸新聞総合出版センター)

に詳しく記しています。

滞欧中、ヨーロッパは多くの食の問題に直面しました。なかでも移住をした5年後、1986年に起きたチェルノブイリ原発事故の大きな衝撃は今でも忘れられません。放射性物質から身を守るために、海藻を摂取する習慣がないヨーロッパの人々に、わかめやひじき料理を普及したものでした。また、狂牛病、ダイオキシンなど様々な問題が起こるたびに、ヨーロッパでは「オーガニック（ビオ）」といった安心安全な食への関心が急速に高まっていきました。その先進的な環境の中での活動は、私に大きな気付きを与えてくれました。

このままヨーロッパで骨を埋めようかと考えていたところ、東日本大震災が起こりました。その日はたまたま東京への里帰り中で、震災後の混乱を目の当たりにしました。私は居ても立ってもいられず、すぐに帰国を決断しました。30年以上にわたるヨーロッパでの実践から得た「食の方程式」「自分食」で、日本が直面している問題に向かい合おうと決めたのです。

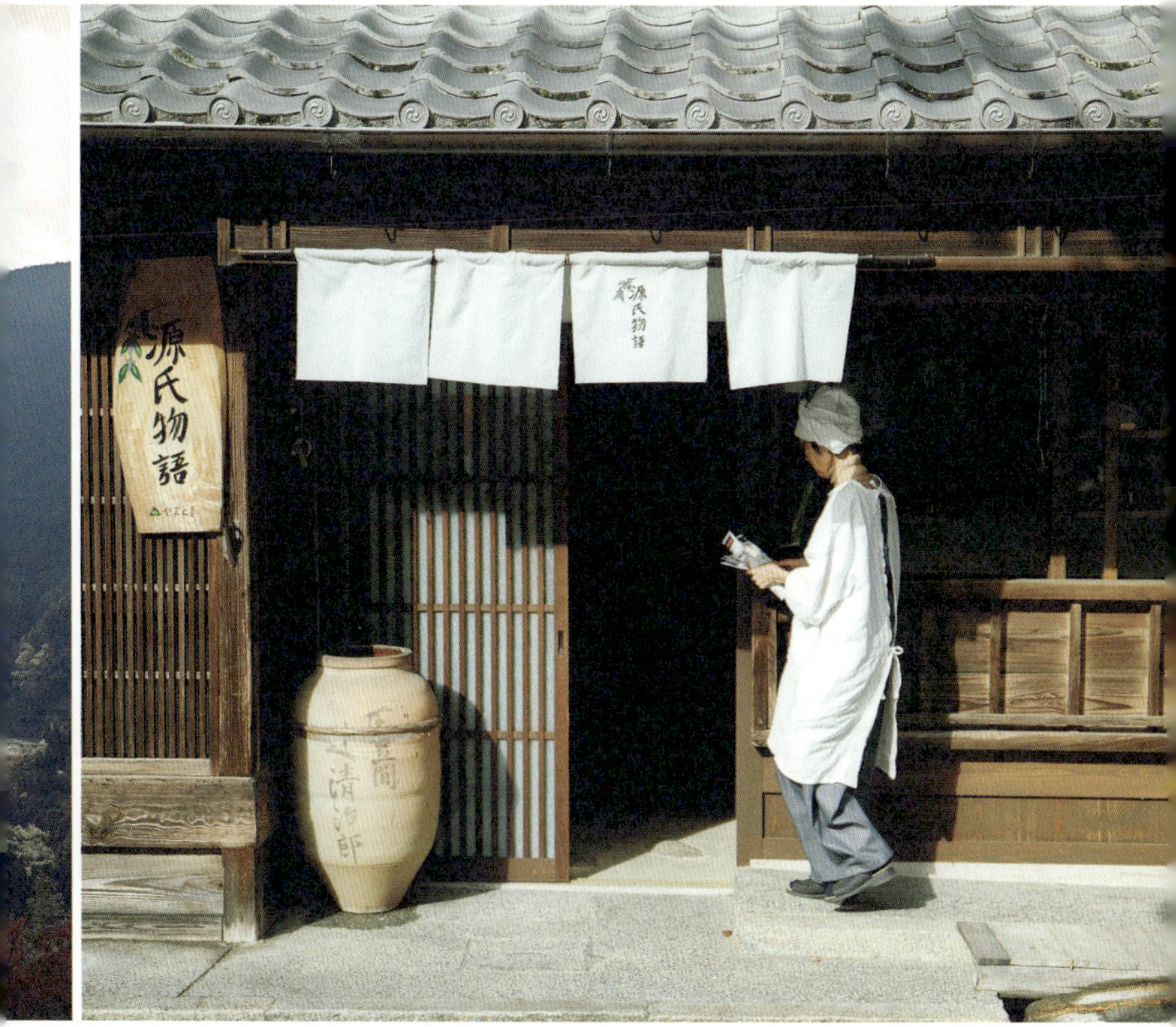

自宅とは別に、花の寺で知られる長谷寺の参道に築180年の日本家屋を借りています。江戸時代の国学者・本居宣長も逗留した場所だそうで、中庭には『源氏物語』のなかでは珍しく幸せになった女性、玉鬘（たまかずら）のお墓があります。そうしたご縁から、この場所を「源氏物語」と名付け、不定期で食事会を開いたり、満月、新月の日には茶粥をお出ししています。

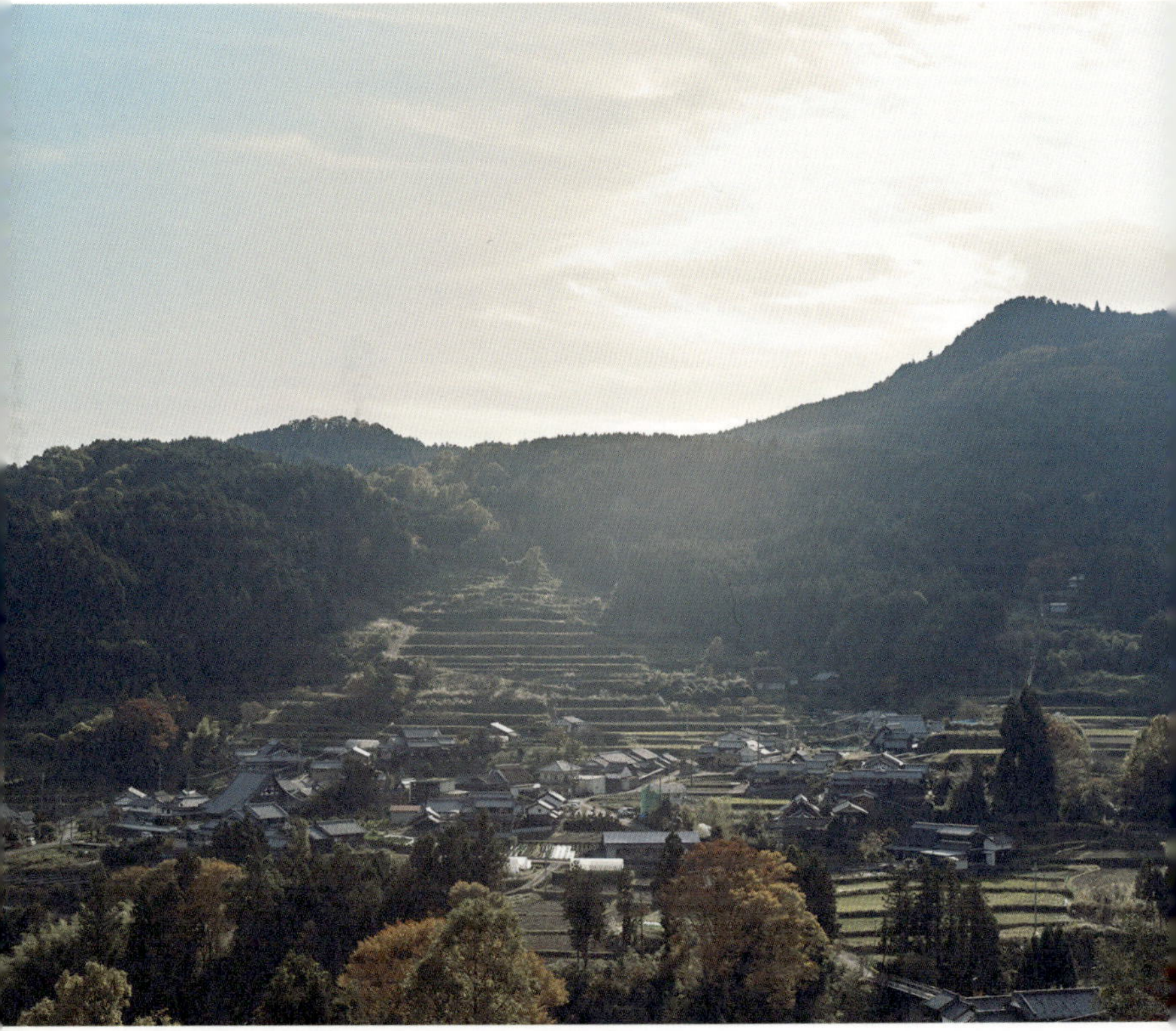

薬発祥の地といわれる宇陀の里山。『日本書記』には、宇陀に推古天皇一行が薬狩りにきたことが書かれており、男性は鹿の角をとり、女性は薬草を摘んだそう。あぜ道や山っぺりには、くず、よもぎなどたくさんの薬草や食べられる野草が生命力いっぱいに生えていて、私もときどき友人と散策に来ては、かごいっぱいに摘んで帰ります。

東京育ちの私ですが、ご縁があり〝薬草の里〟といわれる宇陀（奈良県）の近く、初瀬の地に住むことになりました。「ヨーロッパ薬膳」から「やまと薬膳」と名を改め、活動を始め7年目になります。

血圧が高い方、白血病の方、がんの治療を終えて放射線治療に入る方、アレルギーやアトピー、多動の子どもを連れたお母様たち……。体調に不安を抱える多くの方がここを訪れます。みなさんがおっしゃるのが「病院へ行っても原因がよくわからない、いっこうによくならない」「医療とつきあいながらも食生活を整えたい」「食事を変えることで将来に備えたい」ということ。そういった相談を受けながら、私も現代の日本での「自分食」を考える日々です。

奈良をはじめ関西を中心に、東京にも教室を持ち、この方法で細々とですがやってきました。多くの熱心な生徒さんに恵まれ、ありがたいことに講演会の依頼もいただくようになりました。求められるがまま、あちこちを飛び回る生活が続いていますが、ふと、私が今この時代にどうしてここにいるのかを考える瞬間があります。明確な答えには至りませんが、体験したことを伝えるという使命が生きる原動力になっているのは確かです。食事が原因でからだを不都合にしている人、あるいは体調を崩している人が世界中に多くいます。そうした苦しみのほとんどが、食を変えるというあまりにも簡単な方法で取り除かれるということを見てきた私としては、そのことをもっと多くの人に伝えずにはいられないのです。

今回、私の考える「食の方程式」を本という形にまとめる機会をいただけたことに感謝しています。取材でお会いしたのを機に、3年越しでこの本の企画を立ててくださったライターの柳澤智子さんと写真家の宮濱祐美子さんには、本当にお世話になりました。お二人とともに過ごした宇陀での取材、撮影の日々はとても楽しく、素晴らしい経験となりました。また本をつくるためにご尽力いただいた多くの方々にもこの場をかりて御礼申し上げます。

奈良・初瀬に春の訪れを感じながら

オオニシ恭子

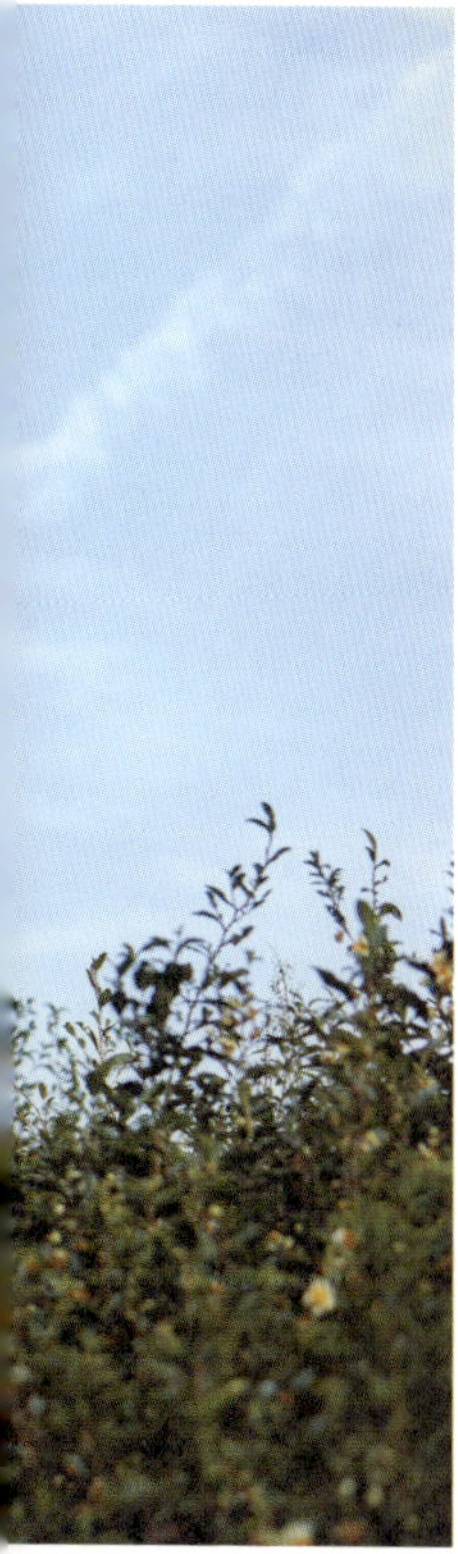

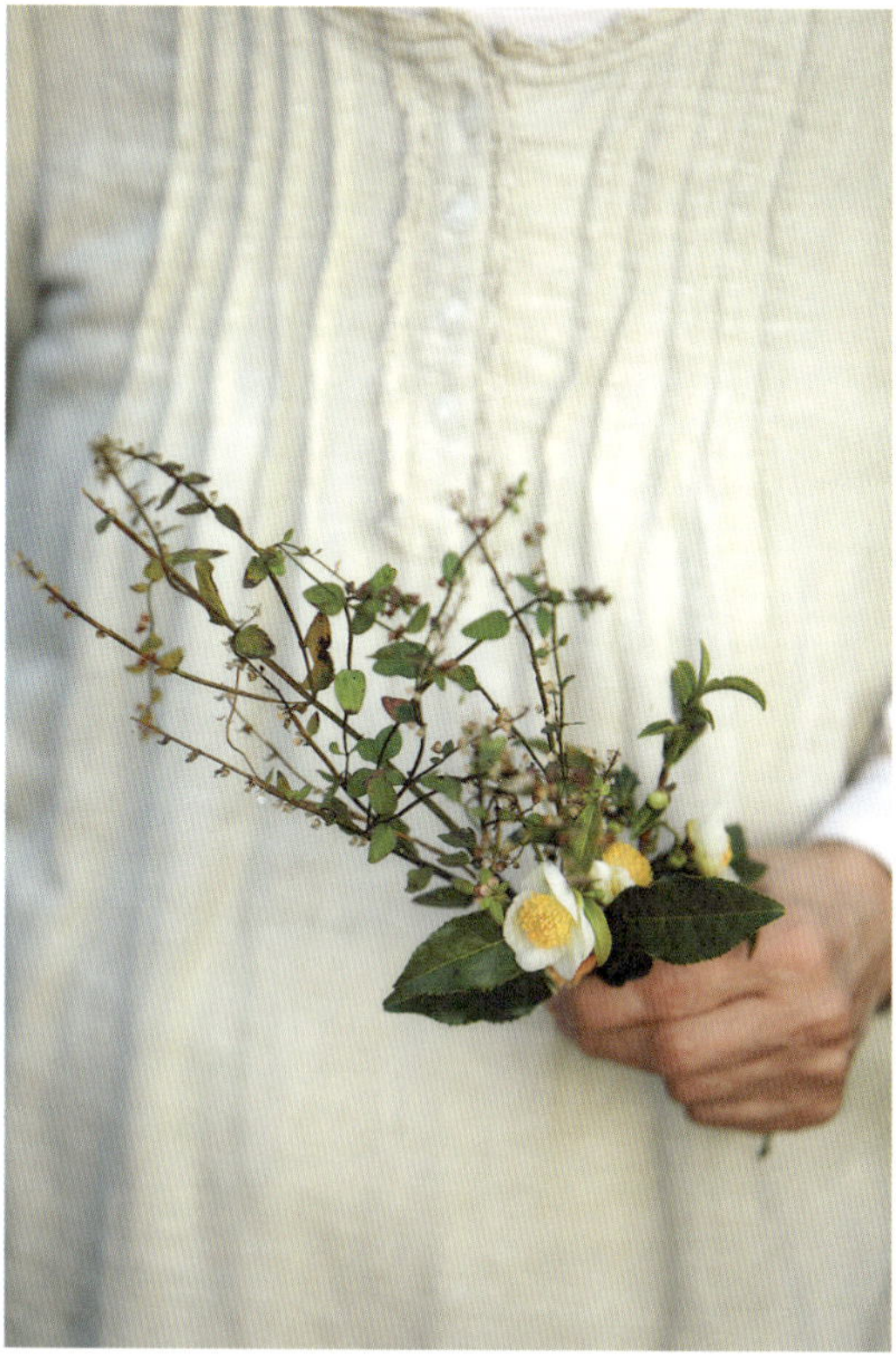

椿の花をふたまわり小さくしたようなのが、茶の花。私が一番好きな花です。以前、食事会でこの茶の花をゼリー寄せにしたところ、美しくおいしい、と好評でした。植物が自然の姿のままに育つ力強さ、美しさに触れるたび、私も元気をもらっています。

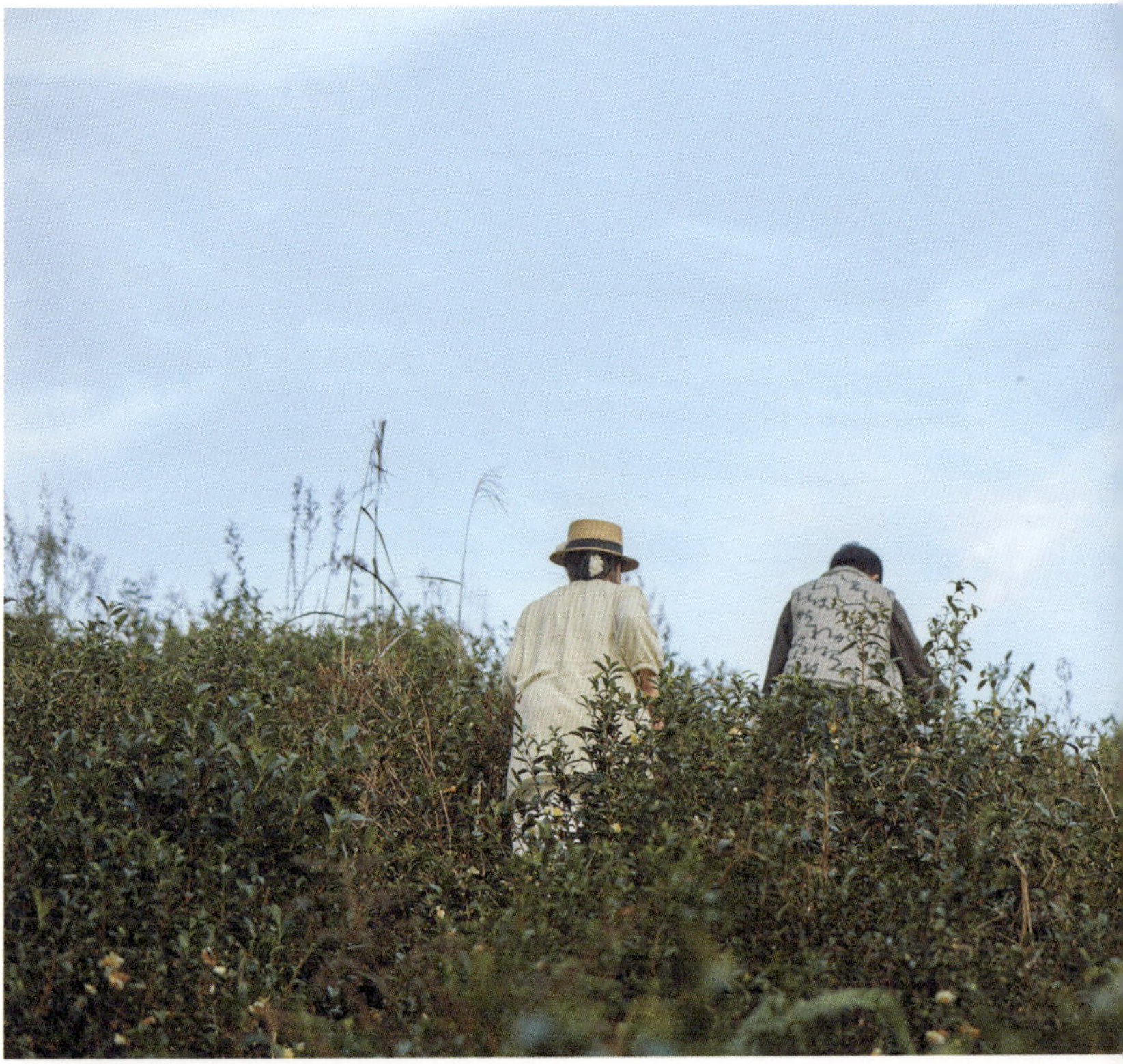

標高400mの山中にある伊川健一さんの茶畑。伊川さんは私の盟友ともいえる方で、放棄された茶畑をよみがえらせ、無農薬のお茶をつくる青年です。通常のお茶づくりでは咲かせない茶の花ですが、伊川さんの畑では、自然のまま、花を咲かせて茶をつくっています。

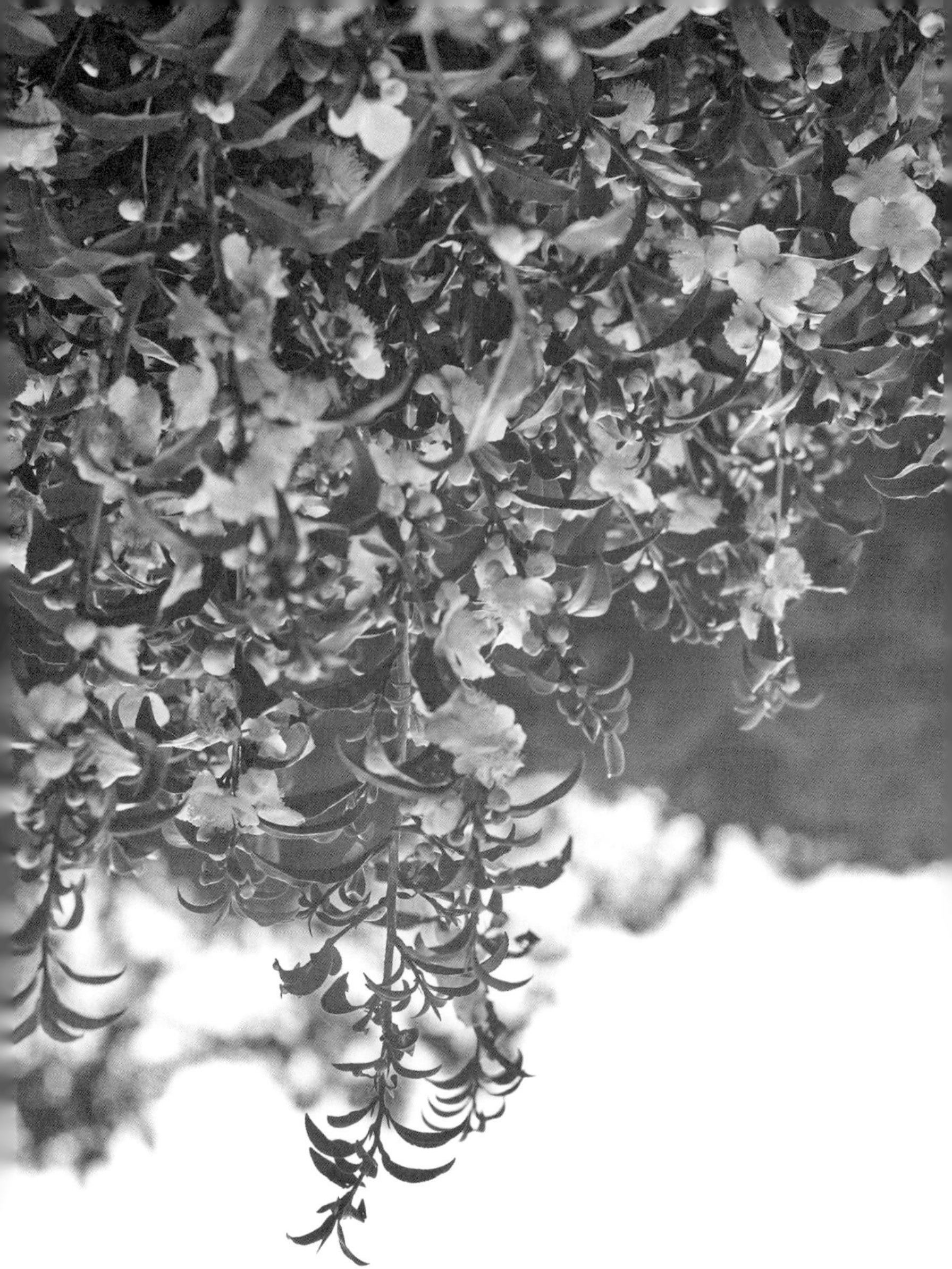

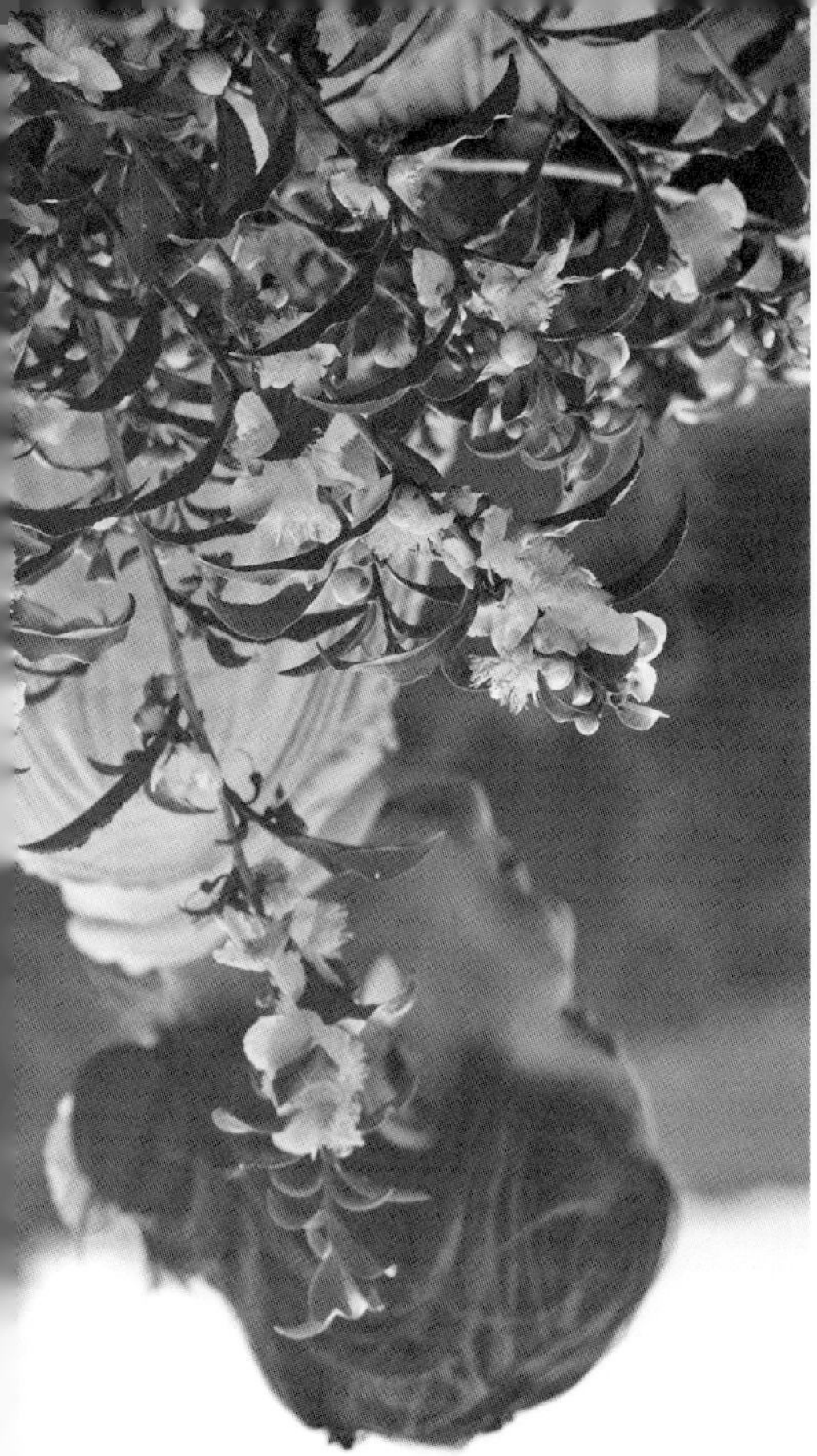

オオニシ恭子

自身のひどい手荒れをきっかけに、食養料理研究家の桜沢リマ氏に学ぶ。1981年渡欧。以来32年にわたり、東洋的食養法を基本としながらも欧州における素材と環境を取り入れた食養法「ヨーロッパ薬膳」の普及に努める。2013年には海藻を食べる習慣のない欧州人に向け海藻食を勧める書籍『les algues au naturel』をフランスで出版。2013年1月より奈良・初瀬の地に移住し「やまと薬膳」の活動を開始。個々の生活や体調を見ながら、その環境に適応した食事法を指導する。著書に『ヨーロッパ薬膳 すてきな自然の贈り物』（神戸新聞総合出版センター）、『滋養ポタージュで始めるヨーロッパ薬膳』（講談社）、『簡単！ 生命のスープ』（ビジネス社）、『砂糖をやめて元気で医者いらず』（主婦の友社）がある。

ホームページ
オオニシ恭子のやまと薬膳　http://yamatoyakuzen.com

協力　伊川健一、中ノ瀬朋子、長濱安子、宮本恭子、山本洋子

なにを食べるかは
からだが教えてくれる。

二〇一九年三月十二日　第一版第一刷発行

著者　オオニシ恭子
発行者　清水卓智
発行所　株式会社ＰＨＰエディターズ・グループ
〒一三五-〇〇六一　江東区豊洲五-六-五二
☎〇三-六二〇四-二九三一
http://www.peg.co.jp/
発売元　株式会社ＰＨＰ研究所
東京本部　〒一三五-八一三七　江東区豊洲五-六-五二
普及部　☎〇三-三五二〇-九六三〇
京都本部　〒六〇一-八四一一　京都市南区西九条北ノ内町一一
PHP INTERFACE　https://www.php.co.jp/
印刷所
製本所　図書印刷株式会社

ISBN978-4-569-84224-0